脑卒中防治系列丛书

总主编 王陇德

U0199505

脑卒中健康管理

第 2 版

Stroke Management

主　编　李明子

副主编　岳　伟　沈　英　周生来

编　委（以姓氏笔画为序）

王凌霄　　左慧娟　　卢燕玲　　邢云涛　　吕少丽

朱鑫璞　　刘淑玲　　闫　峰　　江　华　　李明子

李筱雯　　杨晓辉　　沈　英　　张　红　　岳　伟

周生来　　夏　萌　　殷　萌　　高春鹏　　曹　雷

龚蕉椒　　符　岚　　薛　源

人民卫生出版社

·北京·

图书在版编目（CIP）数据

脑卒中健康管理 / 李明子主编 . —2 版 . —北京：
人民卫生出版社，2021.10
（脑卒中防治系列丛书）
ISBN 978-7-117-32213-3

Ⅰ.①脑… Ⅱ.①李… Ⅲ.①脑血管疾病—防治
Ⅳ.①R743

中国版本图书馆 CIP 数据核字（2021）第 213288 号

| 人卫智网 | www.ipmph.com | 医学教育、学术、考试、健康，购书智慧智能综合服务平台 |
| 人卫官网 | www.pmph.com | 人卫官方资讯发布平台 |

脑卒中防治系列丛书
脑卒中健康管理
Naocuzhong Fangzhi Xilie Congshu
Naocuzhong Jiankang Guanli
第 2 版

主　　编：李明子
出版发行：人民卫生出版社（中继线 010-59780011）
地　　址：北京市朝阳区潘家园南里 19 号
邮　　编：100021
E - mail：pmph@pmph.com
购书热线：010-59787592　010-59787584　010-65264830
印　　刷：三河市潮河印业有限公司
经　　销：新华书店
开　　本：850×1168　1/32　印张：8
字　　数：153 千字
版　　次：2016 年 4 月第 1 版　　2021 年 10 月第 2 版
印　　次：2021 年 11 月第 1 次印刷
标准书号：ISBN 978-7-117-32213-3
定　　价：38.00 元

《脑卒中防治系列丛书》

编　委

总主编　王陇德

编写专家委员会　（以姓氏笔画为序）

出版说明

　　心脑血管疾病等慢性非传染性疾病严重危害民众健康，特别是脑卒中，是我国居民致残、致死的首要原因，给居民家庭和社会带来沉重负担。为应对脑卒中防治的严峻形势，国家卫生健康委于2009年启动脑卒中防治工程，组织各级卫生健康行政部门、疾控机构、医疗机构等共同开展脑卒中防治工作，建立了覆盖全国的脑卒中防治体系，为我国心脑血管病防治工作开展了大量有益探索。

　　为推进各级医疗机构脑卒中防治工作的规范化，国家卫生健康委脑卒中防治工程委员会办公室（后简称"办公室"）组织专家充分借鉴国际先进经验，结合我国医疗机构对脑血管病的医疗实践，组织编写了《脑卒中防治系列丛书》，该系列丛书于2016年正式出版，得到广大医务工作者的欢迎。2020年，办公室根据国内外相关指南的更新及临床工作发展需要，再次组织专家对《脑卒中防治系列丛书》进行修订。

　　修订后的丛书有如下特点：

　　1. 丛书分册设置按照脑卒中各相关专业构成和业务能力发展的要求作了调整。本版丛书分为《脑卒中外科治疗》《脑卒中内科治疗》《脑卒中介入治疗》《脑卒中影像学评估》《脑卒中健康管理》《脑卒中血管超声》《脑卒中康复治疗》《脑卒中专科护理》8 本。

2. 丛书内容的学术水平进一步提升。全套丛书均由来自全国大型综合三级甲等医院的知名专家和临床一线的中青年优秀专家直接参与编写工作。

3. 丛书内容的权威性进一步增强。参考文献来源于国内外各相关专业委员会制定的指南、规范、路径和教材。

4. 丛书内容在保持先进性的同时，更侧重于临床适用，利于脑卒中防治规范化培训工作的开展。

丛书除适合于各级医院脑卒中相关临床工作者阅读之外，还适合综合性医院临床型研究生规范化培训使用。希望本套丛书的出版为提高我国脑卒中防治的综合能力、遏制脑血管疾病的高发态势、维护广大人民群众的健康权益做出应有的贡献。

由于编纂时间仓促，丛书中难免有疏漏之处，敬请广大读者不吝赐教，提出宝贵意见。

国家卫生健康委脑卒中防治工程委员会办公室
2020 年 11 月 10 日

防治卒中

健康中国

题赠国家卫生计生委
脑卒中防治工程
陈竺 二零一五年四月二十八日

前　言

　　脑卒中具有发病率高、致死率高、致残率高、复发率高的特点，是严重危害我国国民健康的重大慢性非传染性疾病之一。自 2005 年以来，脑卒中一直是我国国民第一位疾病死亡原因，也是我国 60 岁以上人群肢体残疾的首要原因。我国每年新发脑卒中患者达 350 余万人，给患者家庭及社会造成了巨大负担。

　　自 2009 年国家启动脑卒中防治工程至今，始终秉承"关口前移、重心下沉，提高素养、宣教先行，学科合作、规范诊治，高危筛查、目标干预"的防治策略开展防治工作。各级卫生健康行政部门认真组织，医疗机构和广大专家学者积极参与，以脑卒中筛查与防治基地医院和卒中中心建设为抓手，在推进区域脑卒中急救体系建设、推行多学科协作、推广脑卒中防治适宜技术、提升脑卒中筛查与干预质量及探索慢性病防治模式等方面取得了一定成效，搭建了全国统一的中国脑血管病数据库，基本建立了涵盖"防、治、管、康"一体化的脑卒中防治工作体系。

　　广大医务人员是脑卒中防治的中坚力量，树立科学的防治理念和具备过硬的技术能力直接关系到脑卒中防治水平的提升。为此，国家卫生健康委脑卒中防治工程委员会于2016年组织国内脑卒中防治领域知名专家编写出版了《脑卒中防治系列丛书》。丛书为推动全国脑卒中防治适宜技术规范化培训工作的广泛开展提供了科学权威的指导。

近年来，随着全国脑卒中防治工作的持续深入开展，特别是《脑卒中综合防治工作方案》《医院卒中中心建设与管理指导原则（试行）》及《关于进一步加强脑卒中诊疗管理相关工作的通知》等一系列政策文件的相继发布，为我国脑卒中防治工作确定了新标准、提出了新要求。2019年，国家卫生健康委脑卒中防治工程委员会邀请徐运、蒲传强、崔丽英、康德智、张鸿祺、刘建民、缪中荣、单春雷、宋为群、娄昕、马林、李明子、华扬、蔡卫新、常红等专家，结合国内外医学最新进展，以及全国400余家脑卒中筛查与防治基地医院和卒中中心的实践经验，对《脑卒中防治系列丛书》进行修订再版，调整为脑卒中内科治疗、外科治疗、介入治疗、康复治疗、影像学评估、健康管理、血管超声和专科护理共8个专业分册，旨在推广科学、规范的工作模式和方法，指导各医疗机构和广大医务人员规范开展脑卒中防治工作，提升全国各地脑卒中诊治"同质化"水平。

本次修订再版得到了国内数十位脑卒中防治领域知名专家和学者的积极参与和大力支持。在此我谨代表国家卫生健康委脑卒中防治工程委员会对参与本书编写的各位专家表示衷心的感谢。当然，在丛书付梓之际仍难免存在一些不足，也希望国内脑卒中防治领域的专家和医务工作者们对本书不足之处提出宝贵的意见和建议。希望在我们的共同努力下，将此系列丛书打造为全国脑卒中防治工作的权威用书，指导我国脑卒中防治工作规范、有序的开展。

2020 年 11 月 20 日

目 录

第一章

慢性病及脑卒中防治概述

第一节　慢性病的流行病学特征与疾病负担

一、全球慢性病流行病学特征

慢性非传染性疾病(以下简称"慢性病")是21世纪全球卫生和发展面临的主要挑战之一。世界卫生组织(WHO)发布的《2018世界卫生统计报告》显示:2016年全球约4 100万人死于慢性病,占全球总死亡人数的71%,高居死因之首。其中,对人群健康影响最严重的四大慢性病类型分别是心脑血管疾病、癌症、慢性呼吸系统疾病、糖尿病,其占慢性病总死亡人数的比例依次为44%(1 790万)、22%(900万)、9%(380万)、4%(160万)。

2018年WHO发布的各国卫生统计报告显示:全球慢性病的流行特征呈现年轻化趋势,成年人过早(30~70岁)死亡原因的75%由慢性病所致。慢性病风险还与国家经济收入水平密切相关,2016年全球慢性病死因的78%、成年人因慢性病过早死亡的85%,都发生在低收入和中低收入国家;低收入和中低收入国家成年人死于慢性病的风险,以及慢性病死亡总人数中成年人早死所占比例,几乎是高收入国家的两倍。据估算,2011—2025年慢性病导致的全球累计经济损失将达7万亿美元。如果不采取有效措施,每年将有1 500万人早死于慢性病。

慢性病对社会、经济和公共卫生造成危害形势严峻,对贫困地区和弱势人群尤为堪忧。

二、我国慢性病流行病学特征与疾病负担

随着我国经济社会发展和卫生服务水平的不断提高,居民人均预期寿命逐年增长,健康状况和营养水平不断改善。与此同时,人口老龄化、城镇化、工业化进程也在不断加快,生态环境与生活方式也发生了巨大改变,慢性病已成为我国居民的主要死亡原因和疾病负担。WHO 2018年报告显示:我国2016年慢性病总死亡人数为925.9万,位居全球之首;慢性病死亡人数占总死亡人数的比例为89%,显著高于全球平均比例(71%)。其中,成年人慢性病过早(30~70岁)死亡风险为17%,接近全球平均风险水平(18%),并存在性别差异和年轻化的流行趋势。

《健康中国行动(2019—2030年)》指出:心脑血管疾病是我国居民第一位死因。我国现有高血压患者2.7亿、冠心病患者1 100万、脑卒中患者1 300万。癌症占城市居民死因第一位、农村居民死因第二位。我国每年新发癌症病例约380万,死亡约229万,发病率及死亡率均呈上升趋势,其中肺癌的发病率及死亡率均居首

位。慢性呼吸系统疾病以慢性阻塞性肺疾病(以下简称"慢阻肺")和哮喘为代表,40 岁及以上人群慢阻肺患病率为 13.6%,总患病人数近 1 亿。我国糖尿病患者人数已超过 9 700 万,糖尿病前期人群约 1.5 亿,是全球患病率增长最快的国家之一。

目前,我国慢性病患者总数已超过 3 亿,慢性病导致的负担占总疾病负担的 70% 以上。据 WHO 估计,我国 2005—2015 年由心脏病、脑卒中和糖尿病导致过早死亡所造成的国民收入损失达 5 580 亿美元。因此,党中央、国务院高度重视防治慢性病这项长期而艰巨的任务,配合联合国和 WHO 的全球行动计划,部署了《中国防治慢性病中长期规划(2017—2025 年)》和《健康中国行动(2019—2030 年)》,致力于减少可预防的慢性病发病、死亡和残疾,为实现联合国 2030 年可持续发展议程的目标而努力。

第二节　慢性病的病因及危险因素

一、慢性病常见病因

(一) 心脑血管疾病病因

1. **冠心病**　基本病因是冠状动脉粥样硬化,当冠状动脉供血不能满足心肌需要时,可能导致暂时或持久的缺血缺氧,甚至心肌细胞死亡,从而出现胸骨后疼痛等临床表现。

2. **高血压**　继发性高血压的常见病因包括肾脏疾

病（肾小球肾炎、肾动脉狭窄等）、内分泌疾病（皮质醇增多症、原发性醛固酮增多症、嗜铬细胞瘤等）、睡眠呼吸暂停综合征、主动脉狭窄等。原发性高血压病因不明，是遗传因素和生活方式因素共同作用，使正常血压调节机制失代偿所致；其中生活方式因素包括食用高盐/高脂食物、水果和蔬菜摄入不足、超重/肥胖、有害使用酒精、体力活动不足、心理压力大等。

3. **缺血性脑血管病** 脑血栓形成最常见的病因是脑动脉粥样硬化，还包括脑动脉炎、真性红细胞增多症、弥散性血管内凝血、脑淀粉样血管病、颅内外夹层动脉瘤等病因；脑栓塞最常见的病因是心房颤动（以下简称"房颤"）、心脏瓣膜病、感染性心内膜炎等心源性栓子，还包括主动脉弓或颈动脉粥样硬化斑块脱落、脂肪栓子、空气栓子等非心源性栓子的原因。

4. **出血性脑血管病** 脑出血最常见病因为高血压合并细、小动脉硬化，其他病因还包括颅内动脉瘤和动静脉畸形、脑动脉炎、脑淀粉样血管病、烟雾病、血液病、抗凝及溶栓治疗等；蛛网膜下腔出血最常见病因为颅内动脉瘤，其余病因同脑出血。

（二）癌症

癌症的病因尚未明确，多为遗传因素、环境因素、生活方式因素共同作用所致。

1. **肺癌** 居我国男性肿瘤发病首位，其发病与下列因素有关：吸烟、职业致癌因子（石棉、砷、铬、铀、煤焦油等）、空气污染、电离辐射、饮食与营养（缺少β胡萝卜素、维生素 A）、结核病、遗传和基因改变等。

2. **肝癌** 居我国癌症死亡原因的第二位,其发病与下列因素有关:病毒性肝炎、肝硬化、黄曲霉毒素摄入、饮用水污染、长期饮酒和吸烟、有机氯类农药、亚硝胺类化学物质、寄生虫、遗传因素等。

3. **乳腺癌** 居我国女性肿瘤发病首位,其发病与下列因素有关:家族史、月经初潮早、绝经迟、未婚未育、未哺乳、长期过量饮酒、胸部接受大剂量放射性照射、长期服用外源性雌激素、基因突变等。

(三)慢性呼吸系统疾病

1. **慢阻肺** 确切病因尚不清楚,与吸烟、接触职业粉尘和化学物质、空气污染(二氧化氮、氯气等)、感染(病毒、支原体、细菌)、呼吸系统慢性炎症、蛋白酶 - 抗蛋白酶失衡、氧化应激等因素有关,导致患者出现不完全可逆的气流受限。

2. **哮喘** 病因尚未完全明了,受遗传因素和环境因素双重影响,导致患者出现可逆性气流受限。常见环境激发因素包括尘螨、花粉、动物毛屑等吸入物,鱼、虾、蟹、蛋、牛奶等食物,普萘洛尔、阿司匹林等药物,运动、妊娠、气候改变等。

(四)糖尿病

病因尚未完全阐明,可归纳为遗传和环境因素两大类。如绝大多数 1 型糖尿病为自身免疫性疾病,导致体内胰岛素分泌绝对不足;2 型糖尿病是在遗传易感基础上发生的胰岛素抵抗和 β 细胞分泌缺陷。以上因素最终都会造成机体碳水化合物、蛋白质、脂肪、水和电解质代谢紊乱。与糖尿病发生相关的生活方式因素包括不良饮食模式、吸烟、饮酒、缺乏体力活动等。

二、慢性病危险因素

慢性病的危险因素分为可改变危险因素和不可改变危险因素两大类。其中,不可改变的危险因素包括年龄、性别、种族、遗传等;而生活中普遍存在的可改变危险因素是导致全球慢性病流行趋势激增的重要原因。WHO研究显示:个人行为与生活方式因素对健康的影响占60%,尤其是四大慢性病的发病与四大行为危险因素存在明确的因果关系,即烟草使用、有害使用酒精、体力活动不足、不健康饮食。WHO最新报告还指出,环境空气污染也是关键的危险因素之一。

(一)烟草使用

烟草烟雾中含有大量致癌有害物质。WHO报告指出,2016年全球15岁及以上人群中超过11亿人在使用烟草,尤其男性吸烟率明显高于女性(34% *vs.* 6%)。每3个吸烟者就有1人死于吸烟相关疾病,吸烟者的平均寿命比非吸烟者缩短10年。不仅直接使用烟草会导致四大慢性病的发病,二手烟暴露也与之密切相关。例如,我国女性癌症死亡原因的首位是肺癌,被动吸烟是其重要的危险因素。

(二)有害使用酒精

WHO报告指出,2016年全球15岁及以上人群中,年人均纯酒精摄入量为6.4L;其中欧洲地区虽然有摄入减少的趋势,但依然高居全球之首(年人均9.8L);东南亚地区从2010年开始出现酒精摄入大幅上升(接近

30%）。酒精摄入总量增加和饮酒习惯不良（如间断性大量饮酒），都可导致心脏病、癌症、肝脏疾病、精神行为异常等发生，是全球过早死亡和致残的重要危险因素。据估计，2012年有害使用酒精占全球总死亡人数的5.9%（330万）和失能调整生命年的5.1%，其中半数以上死于慢性病。

（三）体力活动不足

WHO报告指出，根据WHO对成年人体力活动的推荐标准（每周至少150分钟中等强度体力活动），2016年全球18岁及以上人群中体力活动不足者高达28%，女性比男性更加明显（32% *vs.* 23%）。与几乎每天从事至少30分钟中等强度体力活动的人群相比，体力活动不足者的全因死亡率会明显上升。每年约造成6 930万人失能调整生命年和320万人死亡。一项长达9年的随访研究结果显示，我国有6.8%的死亡与体力活动不足有关。如果增加体力活动，则可以降低心脏病、脑卒中、高血压、糖尿病、癌症和抑郁症的发生风险。

（四）不健康饮食

合理膳食是健康的基础，饮食风险因素导致的疾病负担占15.9%。与慢性病相关的不健康饮食方式主要是高盐、高糖、高脂的膳食模式。例如，WHO推荐人群每天摄入少于2g钠或少于5g盐，然而全球人均每天摄入9~12g盐。过多摄入钠盐会增加高血压、心脏病和脑卒中的发生风险，全球每年心血管原因造成的165万例死亡人数与过量摄入钠有关。高糖、高脂饮食的摄入会增加肥胖、代谢性疾病、心脑血管疾病和肿瘤的发生风险。

（五）环境空气污染

近年来,室内外空气污染已成为严重的全球公共卫生问题。根据 WHO 空气质量标准,2016 年全球 91%的人口居住在吸入不安全空气的环境中。2016 年空气污染造成全球 700 万人死亡,其中 80% 的病因是慢性病,如心脑血管疾病、慢性呼吸系统疾病和癌症等。可见,空气污染对人群健康的危害性已经与吸烟的危害性相当。研究显示:空气污染占成年人肺癌死因的 29%、心脏病死因的 25%、脑卒中死因的 24%。

第三节　慢性病的防控目标和策略

一、慢性病三级预防

慢性病起病隐匿,病程长且病情迁延不愈,因此,应根据疾病自然史的不同阶段,采取相应措施来预防和控制慢性病的发生、发展或恶化,即慢性病的三级预防。

（一）一级预防

一级预防又称病因预防,是指在疾病尚未发生时,针对可能的病因和危险因素所采取的措施,目的是预防疾病发生和促进健康。一级预防是慢性病预防最重要的阶段,主要包括健康促进和健康保护两方面的内容。健康促进的目标是促进健康行为的形成,创造有利健康的环境,避免和减少危险因素的暴露,提高应对环境和心理压力的能力;所采取的策略包括健康教育、自我保健、环境保护及监测、卫生监督等。健康保护是针对部分病因明确且可干预的慢性病所采取的措施，如 2015 年 6 月 1 日正式施行的《北京市控制吸烟条例》，明确规定公共场所、工作场所的室内区域以及公共交通工具内禁止吸烟，对社会开放的文物保护单位、体育场及以未成年人为主要活动人群的室外场所禁止吸烟，从而预防烟草使用可能导致的多种慢性病发生。需要注意的是，一级预防要关注全人群健康，更要重点关注具有慢性病危险因素的高危人群，从而提高一级预防的效率。

(二) 二级预防

二级预防又称临床前期预防，即早发现、早诊断、早治疗，是指在疾病发生后，为了减缓或防止疾病发展所采取的措施。由于慢性病的发生、发展大都是致病因素长期作用的结果，因此在慢性病的自然病程中，实施二级预防具有很好的可行性。常采用的策略包括个人自我检查、定期健康检查、特殊疾病筛检、设立专科门诊等。提高二级预防效率的关键，一方面需要向人群做好慢性病早诊、早治的宣传工作，另一方面需要开发适宜的慢性病筛检技术，提高医务人员的专业能力。

(三) 三级预防

三级预防又称临床期预防，是指在疾病发生后期，为了减少疾病危害所采取的措施，主要包括对症治疗和康复治疗两方面内容。对症治疗的目的是改善症状、防止病情恶化、防治并发症、降低病死率；康复治疗的目的是促进功能恢复、防止伤残、提高生存质量，以实现生理功能、心理健康、社会角色的全方位康复。提高慢性病的三级预防效果,需要患者、家庭、医务人员、社区、工作单位乃至全社会的共同努力。

二、全球慢性病防控目标和策略

为推进世界各国处理慢性病流行趋势的行动举措,2013 年 WHO 正式通过了防控慢性病的 9 个自愿性全球目标及行动计划,旨在加强国际合作,支持各国卫生系统制定相关防控政策、提升初级卫生保健质量、创建有利于健康促进的社会环境、开展高水平科学研究等,从而减少慢性病危险因素,并监测全球相关目标的进展情况。具体如下:

• 目标 1 : 到 2025 年,心血管疾病、癌症、糖尿病、慢性呼吸系统疾病等疾病的总死亡率相对降低 25%。

策略:建立国家民事 / 出生死亡登记和监测系统,并综合实施以下防控慢性病的策略。

• 目标 2 : 到 2025 年,有害使用酒精至少减少 10%。

策略:严格控制酒精定价政策,减少酒精供应和营销,制定酒精饮料销售年龄限制的法规,严格执行有关酒驾的政策和措施,筛查有害饮酒和治疗酒精依赖。

• 目标 3 : 到 2025 年,体力活动不足流行率减少 10%。

策略:通过交通、城市规划、娱乐、体育、教育等多部门合作,创造有利于所有年龄人群进行身体活动的安全环境。

• 目标 4 : 到 2025 年,人均食盐摄入量相对减少 30%。

策略:确定本国食盐摄入量的基线,制定本国的减钠目标,并针对每类食物制定减钠目标,重点是人群食盐摄入中占比最大的食物。各国卫生部门应牵头制定并实施旨在减少食盐消费量的政策,利用所有可获得的根据,包括标签、立法、产品改良、鼓励生产和消费低钠食品的财政激励措施、有效的消费者宣传教育活动等。

• 目标 5:到 2025 年,15 岁以上人群当前烟草使用率相对降低 30%。

策略:通过国家立法保护人群免受二手烟危害;提供戒烟帮助,并就烟草危害向人群提出警告;执行禁止烟草广告、促销和赞助的法律;至少将烟草税提高到任何烟草制品总零售价格的 70%。

• 目标 6:到 2025 年,高血压患病率下降 25%,或根据本国情况控制高血压患病率。

策略:针对全人群制定政策和干预措施,以减少导致高血压的可改变危险因素;在初级保健层面建立综合规划,使更多的人群可以充分获得卫生保健服务,以全风险思路提高发现并管理高血压的效率和有效性。

• 目标 7:到 2025 年,遏制糖尿病患病率和肥胖人数的上升。

策略:通过同时针对食品生产、配送和营销的不同行业,开展多部门行动,并营造促进充分体力活动的环境,以达到预防糖尿病和肥胖的目的。尤其高风险人群需要通过适度减肥和增加体力活动来减轻糖尿病风险。

• 目标 8:到 2025 年,至少 50% 的符合条件者接受预防心脏病和脑卒中的药物治疗及咨询(包括控制血糖)。

策略：心脑血管疾病高风险人群接受药物治疗及咨询，应成为全民健康覆盖基本福利的一部分。制定具体策略以保障其获得基本技术和药物、卫生人力资源、服务提供、卫生信息和转诊。在资源有限的环境下，可以努力通过初级卫生保健来实施。

• 目标 9：到 2025 年，80% 的公立和私营医疗卫生机构提供患者经济可负担的、治疗主要慢性病所需的基本技术和基本药物，包括非专利药物。

策略：落实具有成本效益的初级保健干预措施，以满足慢性病防控的基本要求。通过适当、可靠的采购和分发系统，保障各级卫生机构都能获得基本药物和基本技术供应，有必要实现可持续卫生资源供给。制定国家政策，鼓励提高基本技术和基本药物的可获得性。遵守循证指南合理用药，并教育卫生保健专业人员和慢性病患者。

慢性病防控基本技术至少包括血压计、体重计、血糖和胆固醇检测仪（带试纸条）、尿蛋白试纸条；基本药物包括阿司匹林、他汀类药物、血管紧张素转换酶抑制剂、噻嗪类利尿剂、长效钙通道阻滞剂、长效 β 受体阻滞剂、二甲双胍、胰岛素、支气管扩张剂、类固醇吸入剂。

三、我国慢性病防控目标和策略

人民健康是社会全面发展的基础条件。为加强慢性病防治工作，我国政府依据《"健康中国 2030"规划纲要》的战略部署，2017 年制定了《中国防治慢性病中长期规划(2017—2025 年)》(以下简称"《中长期规划》"),2019 年颁布了以慢性病防治为重心的《健康中国行动(2019—2030 年)》。简要介绍如下:

(一)慢性病防控目标

《中长期规划》指出:到 2020 年,我国慢性病防控环境显著改善,降低因慢性病导致的过早死亡率;到 2025 年,慢性病危险因素得到有效控制,实现全人群、全生命周期的健康管理,逐步提高居民健康期望寿命,有效控制慢性病的疾病负担。主要指标见表 1-1。

表 1-1　中国防治慢性病中长期规划(2017—2025 年)主要指标

	基线水平	2020 年目标值	2025 年目标值
30~70 岁人群因四大慢性病导致的过早死亡率	18.5%	降低 10%	降低 20%
心脑血管疾病死亡率	241.3/10 万	下降 10%	下降 15%
总体癌症 5 年生存率	30.9%	提高 5%	提高 10%
高发地区重点癌种早诊率	48%	55%	60%
70 岁以下人群慢性呼吸系统疾病死亡率	11.96/10 万	下降 10%	下降 15%
40 岁以上居民肺功能检测率	7.1%	下降 10%	下降 15%
高血压患者管理人数	8 835 万	10 000 万人	11 000 万人
糖尿病患者管理人数	2 614 万	3 500	4 000
高血压、糖尿病患者规范管理率	50%	60%	70%

续表

	基线水平	2020 年目标值	2025 年目标值
35 岁以上居民年度血脂检测率	19.4%	25%	30%
15 岁以上人群吸烟率	27.7%	控制在 25% 以内	控制在 20% 以内
人均每日食盐摄入量 /g	10.5	下降 10%	下降 15%
经常参加体育锻炼的人数 / 亿人	3.6	4.35	5

《健康中国行动(2019—2030 年)》指出：到 2022 年,覆盖经济社会各相关领域的健康促进政策体系基本建立,健康生活方式加快推广,重大慢性病发病率上升趋势得到遏制;到 2030 年,健康生活方式基本普及,居民主要健康影响因素得到有效控制,重大慢性病导致的过早死亡率明显降低。主要指标见表 1-2。

表 1-2 《健康中国行动(2019—2030 年)》慢性病相关指标

	基线水平	2022 年目标值	2030 年目标值
人均预期寿命 / 岁	76.7(2017 年)	77.7	79.0
人均健康预期寿命 / 岁	68.7(2016 年)	提高	显著提高
1. 合理膳食行动			
人均每日食盐摄入量 / g	10.5(2012 年)	≤ 5	

	基线水平	2022年目标值	2030年目标值
成年人人均每日食用油摄入量/g	42.1(2012年)	25~30	
人均每日添加糖摄入量/g	30(2017年)	≤25	
蔬菜和水果每日摄入量/g	296(2012年)	≥500	
每日摄入食物种类/种	—	≥12	
成年人肥胖增长率	2002—2012年平均每年增长约5.3%	持续减缓	
居民营养健康知识知晓率	—	比2019年提高10%	比2022年提高10%
2. 全民健身行动			
经常参加体育锻炼人数比例/%	33.9(2014年)	≥37	≥40
3. 控烟行动			
15岁以上人群吸烟率/%	27.7(2015年)	<24.5	<20
全面无烟法规保护的人口比例/%	10左右(2017年)	≥30	≥80
4. 心理健康促进行动			
焦虑障碍患病率/%	4.98(2014年)	上升趋势减缓	
抑郁症患病率/%	2.1(2014年)	上升趋势减缓	

	基线水平	2022 年 目标值	2030 年 目标值
成年人每日平均睡眠 时间 / 小时	6.5（2017 年）	7~8	
5. 重大慢性病防治 **行动**			
30~70 岁人群因四大 慢性病导致的过早死 亡率 /%	18.5（2015 年）	≤ 15.9	≤ 13.0
心脑血管疾病死亡 率 /%	238.4/10 万 （2015 年）	≤ 209.7	≤ 190.7
30 岁及以上高血压知 晓率 /%	47（2012 年）	≥ 55	≥ 65
高血压治疗率 /%	41.1（2012 年）	持续提高	
高血压控制率 /%	13.8（2012 年）	持续提高	
35 岁及以上居民年度 血脂检测率 /%	19.4（2012 年）	≥ 27	≥ 35
18 岁及以上居民糖尿 病知晓率 /%	36.1（2012 年）	≥ 50	≥ 60
糖尿病治疗率 /%	33.4（2012 年）	持续提高	
糖尿病控制率 /%	30.6（2012 年）	持续提高	
高血压、糖尿病患者 规范管理率 /%	50（2015 年）	≥ 60	≥ 70
总体癌症 5 年生存 率 /%	40.5（2017 年）	≥ 43.3	≥ 46.6

续表

	基线水平	2022 年 目标值	2030 年 目标值
癌症防治核心知识知晓率 /%	66.4(2017 年)	≥70	≥80
高发地区重点癌种早诊率 /%	48(2015 年)	≥55	持续提高
70 岁以下人群慢性呼吸系统疾病死亡率 /%	10.2/10 万 (2015 年)	≤9.0	≤8.1
40 岁及以上居民慢阻肺知晓率 /%	2.6(2012 年)	≥15	≥30

(二)慢性病防控策略

1. 加强健康教育,提升全民健康素质

(1)开展慢性病防治全民教育:包括全民健康素养促进行动、健康中国行活动、健康家庭行动等。由专业机构和专家负责健康教育内容的科学性,广泛宣传合理膳食、适量运动、戒烟限酒、心理平衡等健康科普知识,规范慢性病防治健康科普管理。充分利用主流媒体和新媒体,根据不同人群特点,开展形式多样的慢性病防治宣传教育。力争到 2020 年和 2025 年,居民重点慢性病核心知识知晓率分别达到 60% 和 70%。

(2)倡导健康文明的生活方式:在幼儿园、中小学、大学及科研院所、机关、企事业单位等范围内,全面开展全民健康生活方式的宣传、教育、促进活动。开展"三减三健"(减盐、减油、减糖、健康口腔、健康体重、健康骨骼)等专项行动,开发推广健康适宜技术和支持工具,科

学指导大众开展自我健康管理。

2. 实施早诊早治,降低高危人群发病风险

(1)促进慢性病早期发现:加强健康体检规范化管理,推广重大慢性病的机会性筛查。全面实施35岁以上人群首诊测血压,将口腔健康检查纳入人群常规体检内容,将肺功能检查和骨密度检测项目纳入40岁以上人群常规体检内容。初级卫生保健机构提供血糖血脂检测、口腔预防保健、简易肺功能测定、大便隐血检测等服务。在高发地区、高危人群中开展部分癌症的早诊早治工作。

(2)开展个性化健康干预:依托专业医疗机构和公共卫生机构,提供戒烟、运动指导等门诊服务。初级卫生保健机构提供超重和肥胖、血压血糖升高、血脂异常等慢性病高危人群的干预指导,提供平衡膳食、身体活动、养生保健、体质辨识等咨询服务。

3. 强化规范诊疗,提高治疗效果

(1)落实分级诊疗制度:优先将慢性病患者纳入家庭医师签约服务范围,形成基层首诊、双向转诊、上下联动、急慢分治的合理就医秩序,健全治疗-康复-长期护理服务链。

(2)提高诊疗服务质量:建设医疗质量管理与控制信息化平台,持续改进慢性病诊疗服务质量和安全,基本实现医疗机构检查、检验结果的互认。全面实施临床路径管理,优化诊疗流程,努力缩短急性心脑血管疾病从发病到接受救治的时间。推广癌症个体化规范治疗方案。

4. 促进医防协同,实现全流程健康管理

(1)加强慢性病防治机构和队伍能力建设:发挥中国疾病预防控制中心、国家心血管病中心、国家癌症中心的领头作用,建设各级慢性病防治体系。各地区应明确具体的医疗机构承担辖区内慢性病防治的技术指导。二级以上医院应配备慢性病防控专业人员,基础医疗卫生机构应提高慢性病防治的公共卫生服务能力。

(2)构建慢性病防治结合工作机制:各级疾病预防控制机构、医院、基层医疗卫生机构,建立健全分工协作、优势互补的合作机制,推进慢性病防、治、管的整体融合发展。

(3)建立健康管理长效工作机制:明确政府、医疗卫生机构、家庭和个人在慢性病长期健康管理中的责任,完善健康管理服务内容和流程。逐步将符合条件的癌症、脑卒中等重大慢性病早诊早治的适宜技术,纳入诊疗常规。探索通过政府购买服务等方式,鼓励企业、公益慈善组织、商业保险机构等参与慢性病高危人群的风险评估、健康咨询、健康管理的全过程。

5. 完善保障政策,切实减轻群众就医负担

(1)完善医保和救助政策:完善城乡居民医保门诊统筹等相关政策,以及不同级别医疗机构的医保差异化支付政策。发展多样化健康保险服务,鼓励有资质的商业保险机构开发与基本医疗保险相衔接的产品。按规定对符合条件的慢性患者群实施医疗救助,并鼓励基金会等公益慈善组织参与。

(2)保障药品生产供应:优先选用通过一致性评价

的慢性病防治仿制药；对于国内尚不能仿制的，应合理降低采购价格。加强二级以上医院与基层医疗卫生机构的用药衔接。发挥社会药店在基层药品供应中的作用，提高药物可及性。老年慢性病患者可由家庭签约医师开具慢性病长期药品处方。发挥中医药在慢性病防治中的优势和作用。

6. 控制危险因素，营造健康支持性环境

(1)建设健康的生产生活环境：坚持绿色发展理念，强化大气污染防治、污水处理、重点流域水污染防治等环保项目，建立健全环境与健康监测、调查、风险评估制度。优化人居环境，加强文化、科教、休闲、健身等公共服务设施建设。

(2)完善政策环境：履行《烟草控制框架公约》，推动国家层面控烟立法进程，加大控烟执法力度。完善烟草与酒类税收政策，严格执行不得向未成年人出售烟酒的法律规定，减少居民有害饮酒。加强食品安全和饮用水安全保障工作，推动营养立法，推行营养标签，引导企业生产和销售、消费者科学选择营养健康食品。

(3)推动慢性病综合防控示范区创新发展。

7. 统筹社会资源，创新驱动健康服务业发展

(1)动员社会力量开展慢性病防治服务：鼓励、引导、支持社会力量举办的医疗、体检、养老和保健机构，以及公益慈善组织、商业保险机构、行业协会学会、互联网企业等，参与慢性病防治服务工作。建立多元化资金筹措机制，鼓励社会资本投向慢性病防治服务和社区康复等领域。

（2）促进医养融合发展：促进慢性病全程防治管理服务与居家、社区、机构养老紧密结合。加快推进面向养老机构的远程医疗服务试点。鼓励基层医疗卫生机构与老年人家庭建立签约服务关系。

（3）推动互联网创新成果应用：促进移动互联网、云计算、大数据、物联网与健康产业的深度融合，发展智慧健康产业，探索优质、便捷的慢性病健康管理服务新模式。

8. 增强科技支撑，促进监测评价和研发创新

（1）完善监测评估体系：包括慢性病与营养监测、死因监测、肿瘤随访登记、环境健康危害因素监测、重点人群健康监测等内容，实现相关系统互联互通。

（2）推动科技成果转化和适宜技术应用：以信息、生物、医学科技融合发展为引领，加强慢性病基础研究、应用研究和转化医学研究。重点包括国家科技重大专项"重大新药创制"、国家重点研发计划"精准医学研究"、大数据等关键技术、"互联网+"健康医疗，基因检测等新技术，遴选成熟有效的慢性病预防、诊疗、康复保健适宜技术，加强国际交流与合作。

第四节　脑卒中的防治

一、我国脑卒中防治现状

（一）流行病学特征

1. 不同类型脑卒中的流行病学特征　我国脑卒中患者中 70% 以上为缺血性脑卒中，其增长趋势与脑卒中整体趋势相当;而出血性脑卒中的发病率增速呈现逐渐降低的趋势。与发达国家相比,我国急性脑小血管病在脑卒中患者中占比较高,而心源性脑梗死占比较低。

2. **年龄特征** GBD 数据显示,2005—2016 年我国脑卒中发病人群中年龄在 70 岁以下的患者比例持续增加,呈现年轻化趋势。中国国家卒中登记发布的研究结果显示,2007—2008 年与 2012—2013 年急性缺血性卒中的患病中位年龄分别是 67 岁和 65 岁;2012—2016 年国家"脑卒中高危人群筛查和干预项目"数据显示,40 岁及以上脑卒中患者首次发病的平均年龄为 60.9~63.4 岁。

3. **性别差异** 中国疾病预防控制中心数据显示,我国 2012—2013 年男性和女性脑卒中患者的平均发病年龄分别为 65.5 岁和 67.6 岁,年龄标准化死亡率分别为 122.0/10 万和 107.5/10 万,但差异不具有统计学意义。然而,对于 60 岁及以上人群,男性脑卒中患者的年龄标准化死亡率显著高于女性。《2017 中国卫生和计划生育统计年鉴》和《2018 中国卫生健康统计提要》也显示,2005—2017 年城市和农村居民的脑卒中死亡率,男性均高于女性。

4. **地域分布特征** 我国脑卒中地域分布呈现"北高南低、中部突出"的特征。中国疾病预防控制中心数据显示,我国 2012—2013 年脑卒中患病率中部地区最高(1 549.5/10 万),其次为东北地区(1 450.3/10 万),南部地区最低(624.5/10 万);发病率与死亡率则东北地区最高[365.2/(10 万·年),158.5/(10 万·年)],其次为中部地区［326.1/(10 万·年),153.7/(10 万·年)］,南部地区最低［154.6/(10 万·年),65.0/(10 万·年)］。

5. **城乡差异** 国家卫生服务调查结果显示,1993—2008 年农村地区脑卒中患病率均低于城市地区,但增长速度较快;至 2013 年农村地区脑卒中患病率已超过城市地区(12.30‰ *vs.* 12.10‰)。国家"脑卒中高危人群筛查和干预项目"数据也显示,2016 年 40 岁及以上人群的人口标准化患病率,农村高于城市,分别为 2.29% 和 2.07%。

(二)疾病负担

1. **发病率** GBD 数据显示,我国缺血性脑卒中发病率处于持续上升阶段,由 2005 年的 112/10 万升高至 2017 年的 156/10 万;而出血性脑卒中发病率呈缓慢下降趋势,由 2005 年的 96/10 万下降至 2017 年的 62/10 万。中国国家卒中筛查数据显示,我国 40~74 岁人群首次脑卒中标化发病率由 2002 年的 189/10 万上升至 2013 年的 379/10 万,年平均增长 8.3%。中国疾病预防控制中心数据显示,2013 年我国 20 岁以上居民脑卒中发病率为 345/10 万,年龄标准化发病率为 247/10 万。

2. **患病率** 我国脑卒中患病率整体呈上升趋势。GBD 数据显示,2017 年我国缺血性脑卒中患病率为 1 981/10 万,出血性脑卒中为 424/10 万。根据国家"脑卒中高危人群筛查和干预项目"数据,40 岁及以上人群的脑卒中标化患病率由 2012 年的 1.89% 上升至 2018 年的 2.32%。

3. **复发率** 中国国家卒中登记结果显示,2007—

2008 年首次发生缺血性脑卒中的 7 593 例 18 岁及以上患者中，3 个月、6 个月、1 年的复发率分别为 10.9%、13.4%、14.7%；发生轻型脑卒中事件的 1 913 例患者中，3 个月和 1 年的复发率分别为 10.4% 和 13.2%。2008—2009 年全国 35 家医院 2 639 例首次发生急性缺血性脑卒中的成年患者中，1 年复发率高达 17.1%。

4. **死亡率**　GBD 数据显示，2016 年我国缺血性和出血性脑卒中的死亡率分别为 53.30/10 万和 77.65/10 万。《2017 中国卫生和计划生育统计年鉴》和《2018 中国卫生健康统计提要》显示，2010—2017 年间城市居民脑卒中死亡率无明显变化，而农村则呈波动性上升趋势，并持续高于城市水平。2018 年我国居民脑卒中死亡率城市和农村地区分别为 129/10 万和 160/10 万，脑卒中已成为农村居民死亡的首要原因。中国疾病预防控制中心的数据显示，1994—2013 年脑卒中死亡率整体呈缓慢上升的趋势，但人口标化死亡率却呈现下降趋势，主要体现在出血性脑卒中。GBD 数据显示，2005—2016 年我国缺血性和出血性脑卒中的年龄标化死亡率分别下降了 22.1% 和 37.0%。

5. **伤残调整寿命年（DALY）**　GBD 数据显示，2005—2017 年我国缺血性和出血性脑卒中的 DALY 均远高于美英日等发达国家，其中缺血性脑卒中 DALY 整体呈现明显上升趋势（975/10 万升至 1 007/10 万），而出血性脑卒中 DALY 则趋于下降（1 668/10 万降至 1 192/10 万）。

6. **经济负担**　《2018 中国卫生健康统计年鉴》数据显示，我国 2005—2017 年缺血性脑卒中与出血性脑卒中的出院人数及人均医药费用均呈增长趋势。与2007年相比,2017年缺血性脑卒中与出血性脑卒中的出院人数分别增长了12倍和5倍,住院人均费用分别增长了60%和118%。

二、危险因素

2016年 *Lancet* 发表的INTERSTROKE多中心研究结果显示,全球90.7%的脑卒中发病与10项可改变的危险因素相关,分别是高血压、糖尿病、血脂异常、心脏病、吸烟、酒精摄入、不健康饮食、超重或肥胖、体力活动不足、心理因素。对于我国人群,这10项危险因素可以解释全部脑卒中发生的94.3%(缺血性脑卒中95.2%,出血性脑卒中90.7%)。具体介绍如下:

(一)高血压

高血压是脑血管疾病最常见的危险因素之一,也是全球范围内过早死亡最主要的危险因素。我国居民高血压知晓率和控制率不容乐观。我国2002年一项前瞻性队列研究结果表明,血压水平与心脑血管疾病发生之间存在密切的因果关系。在调整了其他危险因素之后,收缩压≥180mmHg(1mmHg＝0.133kPa)组与基线收缩压<120mmHg组相比,急性脑卒中事件发病风险升高16.4倍,人群中79.7%的脑卒中事件可归因于血压的增高。

2017年开滦队列研究结果表明,与最初无高血压且在随访4年间血压维持在120mmHg以下的人群相比,高血压前期人群的脑梗死风险增加近1倍,脑出血风险增加2.11倍;最初诊断为2级高血压且在4年间收缩压维持在 175~179mmHg 的人群,脑梗死风险增加 4.07 倍,脑出血风险增加 11.4 倍。与平均收缩压波动幅度 <4.99mmHg 的人群相比,波动幅度 ≥15.3mmHg 的人群,脑梗死风险增加 72%,脑出血风险增加 1.29 倍。

2012 年上海一项研究结果显示,随着血压变异性 (BPV) 增加,脑卒中发病风险增加:收缩压每增加一个标准差,脑卒中风险增加 4.2%;舒张压每增加一个标准差,脑卒中风险增加 5.2%。2017 年北京一项研究数据也显示,访视间的收缩压变异性是独立于收缩压之外的脑卒中独立危险因素。

(二) 糖尿病

糖尿病是脑卒中的独立危险因素。Framingham 研究 20 年随访结果显示,在调整其他危险因素之后,糖尿病使男性脑卒中风险增加 1.18 倍,女性增加 1.17 倍。另一项亚太地区研究显示,与基线期非糖尿病患者相比,糖尿病患者在随访期间致死性脑卒中发生风险增加近 1 倍,所有脑卒中发生风险增加 1.49 倍。2007—2008 年中国国家卒中登记结果显示,糖尿病是缺血性脑卒中发病后 3 个月及 6 个月死亡或转归不良的独立危险因素。我国 ACROSS-China 研究发现,血糖调节受损是急性缺血性脑卒中患者死亡的独立危险因素。中国慢性病前瞻性研究 (CKB) 7 年随访结果显示,合并糖尿病使脑卒中死亡风险增加 98%。

(三) 血脂异常

血脂异常是动脉粥样硬化发生发展最重要的危险因素之一,也是脑卒中重要的独立危险因素。经典

Framingham 研究 30 年随访结果显示,在调整其他危险因素之后,血清总胆固醇(TC)水平与脑血管疾病死亡存在强相关性。

我国一项 10 年前瞻性队列研究结果表明,随着 TC 从低水平(<3.64mmol/L)开始增加,缺血性脑卒中发病风险持续上升,而出血性脑卒中与 TC 关系缺乏一致性;以 TC<3.64mmol/L 为对照组,TC 在 6.76~7.27mmol/L 时,急性缺血性脑卒中发病风险增加 1.5 倍,并且 2.9% 的缺血性脑卒中事件可归因于高 TC 血症;同时还发现,低密度脂蛋白胆固醇(LDL-C)每升高 1mmol/L,男性缺血性脑卒中风险增加 31%。

一项中美合作组的研究结果显示,平均随访 15.9 年后,以 TC<5.17mmol/L 为对照组,TC 水平在 5.17~5.67mmol/L、5.68~6.19mmol/L、≥6.20mmol/L 三组,缺血性心脑血管病事件发病相对危险度分别为 1.34、1.61、1.70;以 LDL-C<3.10mmol/L 为对照组,LDL-C 水平在 3.62~4.12mmol/L、≥4.13mmol/L 两组,缺血性心脑血管病事件发病相对危险度分别为 1.62、1.67。

(四)心脏病

1. **房颤** 脑卒中占房颤相关栓塞事件的 85%,房颤患者脑卒中发生风险明显增高。一项大规模流行病学调查显示,房颤患者脑卒中患病率为 9.48%,显著高于非房颤患者(2.26%);在调整其他危险因素之后,房颤与脑卒中发生依然显著相关,不同收入地区的房颤患者发生脑卒中风险是非房颤患者的 1.63~1.72 倍。2013 年 *Stroke* 发表的一项研究显示,房颤患者脑卒中后 30 天死亡风险升高 1.2 倍,死亡率为 22.3%,而非房颤患者死亡率仅为 10.2%。一项研究纳入 2 874 例首发脑卒中患者,房颤患者 1 年脑卒中复发率为 9.9%,而非房颤患者仅为 6.9%。

2. **冠心病** 缺血性脑卒中与冠心病具有共同的病因基础(动脉粥样硬化),彼此联系紧密。一项瑞典研究显示,2.1% 的急性心肌梗死患者发病后 30 天内又发生了缺血性脑卒中;年龄、女性、脑卒中史、糖尿病、房颤、心力衰竭、ST 段抬高型心肌梗死、冠状动脉旁路移植术等,都是发生缺血性脑卒中的独立危险因素。一项美国研究显示,1.6% 的急性缺血性脑卒中患者住院期间又发生了急性心肌梗死,且发生急性心肌梗死患者住院期间死亡率显著高于未发生者(21.4% *vs.* 7.1%)。

3. **心力衰竭** 一项美国队列研究显示,心力衰竭患者诊断后 30 天内脑卒中发生风险比一般人群增加了 17.4 倍,随访 5 年期间这种风险仍然升高;心力衰竭患者发生脑卒中后的死亡风险比未发生脑卒中者增加了 2.31 倍。一项荷兰研究显示,心力衰竭患者在随访后 1 个月内、1~6 个月、0.5~6 年时,发生脑卒中风险为无心力衰竭者的 5 倍、3.5 倍、0.83 倍。2017 年丹麦发表的一项 30 年心力衰竭随访研究数据显示,心力衰竭患者组 1 年后发生缺血性脑卒中、脑出血、蛛网膜下腔出血的风险分别为 1.4%、0.2%、0.03%,5 年后风险分别为 3.9%、0.5%、0.07%;以普通人群作为对照组,心力衰竭患者组 30 天内缺血性脑卒中的调整发病率为 5.08 倍,脑出血的调整发病率为 2.13 倍,蛛网膜下腔出血的发病率为

3.52 倍；在 31 天至 30 年的时间内，所有脑卒中亚型的发病风险与心力衰竭仍然呈正相关，其中缺血性脑卒中为对照组的 1.5~2.1 倍，脑出血为 1.4~1.8 倍，蛛网膜下腔出血为 1.1~1.7 倍。

（五）吸烟

1. 吸烟　吸烟与脑卒中的相关性早已被大量研究证实。2018 年 *Stroke* 发表的一项研究显示，50 岁以下青年男性的吸烟剂量与缺血性脑卒中呈正相关，当前吸烟者的脑卒中风险比不吸烟者增加 88%，且存在明显的剂量 - 反应相关性，吸烟量在 21~39 支 /d、≥ 40 支 /d 的人群，其脑卒中风险分别增加 329% 和 466%。

2. 被动吸烟　被动吸烟同样导致脑卒中发病率升高。研究显示，与无烟草暴露人群相比，被动吸烟暴露者的脑卒中风险增加 82%（男性 106% *vs.* 女性 50%）。另一项研究结果发现，配偶吸烟的女性脑卒中风险是配偶不吸烟女性的 5.7 倍。

（六）酒精摄入

大量饮酒人群的脑卒中患病风险升高，尤其是出血性脑卒中。我国一项前瞻性队列饮酒结果显示，在调整其他危险因素之后，与不饮酒者相比，饮酒 7~20 次 / 周、21~34 次 / 周、≥ 35 次 / 周的人群脑卒中发病率分别增加 2%、22%、22%，饮酒 21~34 次 / 周、≥ 35 次 / 周的人群脑卒中死亡率分别增加 15%、30%。荟萃分析结果显示，与戒酒者相比，酒精摄入量超过 60g/d 的人群，发生脑卒中风险增加 64%；起始饮酒年龄较大者脑卒中患病率较高，35~40 岁起始饮酒者脑卒中患病率最高

(14.3%)。另外,重度饮酒还是直接影响脑出血患者近期转归的独立危险因素,可作为判断病情严重程度和预后的重要指标。

(七) 不健康饮食

INTERSTROKE 研究显示,饮食因素对于缺血性和出血性脑卒中的发生均有影响。其中,高钠饮食是脑卒中最强的可改变危险因素之一。2013 年 GBD 研究估计,脑卒中相关 DALY 有 35.6% 归因于水果含量较低(<200g/d),22.6% 归因于高钠饮食(>5g/d);与低年龄组相比,15~49 岁人群蔬菜含量较低会增加脑卒中相关 DALY。我国一项对 ≥45 岁成年人营养健康调查的数据发现,传统北方饮食模式(大量食用精细谷物产品、土豆和腌制蔬菜)与传统南方饮食模式(食用大量水稻、蔬菜,中等量动物肉类)相比,脑卒中发生风险增加 59%。

(八) 超重或肥胖

荟萃分析显示,超重增加缺血性和出血性脑卒中发病的未调整相对风险分别为 1.22 和 1.01,肥胖增加缺血性和出血性脑卒中发病的未调整相对风险分别为 1.64 和 1.24。另一项荟萃分析显示,15~50 岁成年人超重增加脑卒中发病的调整相对风险为 1.36(缺血性脑卒中 1.40 *vs.* 出血性脑卒中 1.25),肥胖增加脑卒中发病的调整相对风险为 1.81(缺血性脑卒中 1.78 *vs.* 出血性脑卒中 1.80)。我国一项荟萃分析显示,超重/肥胖患者的脑卒中发病风险是无超重/肥胖人群的 1.81 倍。

(九) 体力活动不足

INTERSTROKE 研究显示,体力活动不足是仅次于高血压的第二位脑卒中危险因素。2013 年 *Stroke* 发表的一项研究显示,将居民体力活动频次分为无体力活动、1~3 次 / 周、≥ 4 次 / 周三个类别,在调整年龄、性别、种族后,无体力活动组发生脑卒中或 TIA 的风险增加 20%。长期有效锻炼(每次 ≥ 30 分钟、每周 ≥ 150 分钟、中等强度及以上)是脑卒中发病的保护因素,并且适用于任何年龄层的人群。

(十) 心理因素

INTERSTROKE 研究显示,与对照组相比,社会心理压力会增加 30% 的总体脑卒中发生风险,抑郁可增加 35%。我国一项荟萃分析显示,与非抑郁人群相比,抑郁人群总体脑卒中发生风险增加 45%,致死性脑卒中风险增加 55%,缺血性脑卒中风险增加 25%;其中,抑郁使亚洲人群总体脑卒中风险增加 1.54 倍。我国一项慢性病前瞻性研究结果显示,在校正其他危险因素之后,重度抑郁增加了 15% 的脑卒中风险,并且脑卒中发生风险与抑郁症状个数存在显著的剂量 - 反应相关性。

需要关注的是,卒中后抑郁(PSD)会增加脑卒中预后不良及复发的风险。我国 PRIOD 研究显示,卒中后短暂性抑郁可使脑卒中 1 年预后不良的风险增加 1.309 倍,抑郁复发可增加风险 3.701 倍,持续性抑郁可增加风险 6.615 倍;3 个月时存在 PSD 的患者,5 年随访时残疾发生风险增加 80%;与不伴抑郁的脑卒中患者相比,PSD 患者 1 年脑卒中复发风险增加 49%。

（十一）其他危险因素

1. 遗传因素　阳性家族史可增加近 30% 的脑卒中风险。Framingham 研究显示,父母 65 岁前患脑卒中,会增加子女 3 倍的脑卒中风险。单卵双胞胎发生脑卒中的风险是双卵双胞胎的 1.65 倍。较年轻的脑卒中患者更容易与父母的脑卒中史相关。女性患者更趋向于有脑卒中家族史。需要关注颅内动脉瘤的遗传风险,因为颅内动脉瘤是蛛网膜下腔出血最重要的病因。

2. 高同型半胱氨酸血症　大量研究支持,同型半胱氨酸血浆水平的升高,可使包括脑卒中在内的动脉粥样硬化性血管病的危险性增加 2~3 倍。应用维生素 B_6、维生素 B_{12} 和叶酸,可降低血浆同型半胱氨酸水平,但是否降低脑卒中发生风险的研究结果不一。

3. 睡眠呼吸紊乱　研究表明,睡眠呼吸暂停为脑卒中的独立危险因素,且与睡眠呼吸暂停的严重程度相关。

4. 绝经后激素替代治疗（HRT）　荟萃分析显示,HRT 能增加约 30% 的脑卒中发生风险。美国妇女健康促进会的一项研究显示,HRT 组脑卒中风险较安慰剂组显著增高,并与激素类型、剂量、持续时间相关;其中,仅服用雌激素组脑卒中风险增加 55%,同时服用雌激素和孕激素者风险增加 44%。

5. 偏头痛　研究显示,先兆性偏头痛患者发生脑卒中,尤其是缺血性脑卒中的风险明显增加,且女性高于男性;吸烟、口服避孕药可使 <45 岁的女性偏头痛患者发生脑卒中的风险进一步增加。

三、临床表现与诊断

（一）缺血性脑卒中

1. 缺血性脑卒中常见临床表现

（1）脑血栓形成：多见于中老年人，常在安静或睡眠中发病，部分患者有 TIA 前驱症状，如肢体麻木、无力等。局灶性症状和体征多在发病后数小时至 1~2 天达高峰。患者一般意识清楚，但当发生基底动脉血栓或大面积脑梗死时，可出现意识障碍，甚至危及生命。具体临床表现取决于梗死灶的部位和大小、侧支循环和血管变异状况等。例如：①大脑中动脉主干闭塞，可出现三偏征，即病灶对侧偏瘫、偏身感觉障碍、同向性偏盲，可伴双眼向病灶侧凝视；优势半球受累可出现失语；非优势半球受累可出现体象障碍。②椎 - 基底动脉闭塞时，可引起脑干梗死，出现眩晕、呕吐、四肢瘫痪、共济失调、消化道出血、高热、昏迷等。

（2）脑栓塞：心源性脑栓塞是最常见的类型，可发生于任何年龄，其中，风湿性心脏病引起的脑栓塞以青年女性多见，而非瓣膜性房颤、急性心肌梗死引起的脑栓塞以中老年人为多，尤其是房颤引起的心源性脑栓塞为 80 岁以上人群脑梗死的首要病因。典型脑栓塞多在活动中急骤发病，无前驱症状，局灶性症状和体征在发病后数秒至数分钟即达高峰。神经功能缺损的具体表现与脑血栓形成基本相同，但可能同时出现多个血管支配区的脑损害，且心源性脑栓塞容易复发和出血。

2. 缺血性脑卒中诊断要点

(1)急性起病。

(2)局灶神经功能缺损表现。

(3)影像学检查显示责任梗死灶时,无论症状/体征持续时间长短,即可诊断;如缺乏影像学责任病灶,且症状/体征持续 24 小时以上,亦可诊断。

(4)排除非血管性病因。

(5)影像学检查排除脑出血。

头颅 CT 是疑似缺血性脑卒中患者首选的影像学检查方法,多数病例发病 24 小时后逐渐显示低密度梗死灶;MRI 可清晰显示早期缺血性脑卒中,梗死灶 T_1 呈低信号,T_2 呈高信号。

(二)出血性脑卒中

1. 脑出血

(1)常见临床表现:好发于 50 岁以上患者,男性稍多于女性,寒冷季节发病率较高,多有高血压病史。常在情绪激动或活动时突然发病,前驱症状一般不明显。发病后病情常于数分钟至数小时达到高峰,多有血压明显升高。由于颅内压升高,常有头痛、呕吐、不同程度意识障碍的表现。局灶性神经功能缺损的症状/体征取决于出血部位和出血量。例如:①基底核区出血:以壳核出血最为多见,常有三偏征(即病灶对侧偏瘫、偏身感觉障碍、同向性偏盲),还可表现有双眼向病灶侧凝视,优势半球受累可出现失语。②脑桥出血:如出血量小,可无意识障碍,表现为头痛、呕吐、眩晕、复视、交叉性瘫痪、共济失调性偏瘫等;如出血量大,可出现中枢性高热、呼吸不规则、呕吐咖啡色样胃内容物、双侧针尖样瞳孔、四肢瘫痪、迅速昏迷,甚至脑疝形成。

(2)诊断要点:①急性起病,尤其在活动中或情绪激动时突然发病;②局灶神经功能缺损表现,常有头痛、呕吐、血压升高、不同程度意识障碍;③影像学检查显示出血灶;④排除非血管性病因。

头颅 CT 是诊断脑出血的首选方法,病灶多呈圆形或卵圆形均匀高密度区,边界清楚。MRI 对检出脑干和小脑的出血灶和监测病程演变优于 CT,并有助于发现结构异常(如脑血管畸形、血管瘤等),明确病因。

2. 蛛网膜下腔出血

(1)常见临床表现:差异较大,轻者可无明显症状和体征,重者可突然昏迷甚至死亡。中青年发病居多,常在情绪激动或活动时突然发病,数秒或数分钟内发生。典型表现为突发剧烈头痛,伴恶心、呕吐、癫痫发作和脑膜刺激征。并发症再出血和脑血管痉挛是死亡和致残的重要原因。

(2)诊断要点:①突发剧烈头痛;②脑膜刺激征阳性;③头颅 CT 显示蛛网膜下腔呈高密度影。

数字减影血管造影(DSA)是明确蛛网膜下腔出血病因、诊断颅内动脉瘤的"金标准"。条件具备、病情许可时,应尽早行全脑 DSA 检查。

四、治疗、护理与康复

(一)缺血性脑卒中治疗要点

根本目标:挽救缺血半暗带,避免或减轻原发性脑损伤。因此,院前应迅速识别疑似缺血性脑卒中患者,尽快送至医院,从急诊就诊到开始溶栓应争取在 60 分钟内完成。脑血栓形成和脑栓塞的治疗原则基本相同。

1. **一般处理** 包括吸氧和通气支持,心脏监测与心脏病变处理,体温控制,血压控制,血糖调节,营养支持等。

2. **特异性治疗** 包括改善脑血液循环(静脉溶栓、血管内介入治疗、抗血小板、抗凝、降低纤维蛋白原、扩容等方法),他汀药物及神经保护治疗等。

3. **急性期并发症的处理** 包括脑水肿与颅内压增高、梗死后出血转化、癫痫、感染、上消化道出血、深静脉血栓形成、肺栓塞、心脏损伤的治疗。

4. **心源性脑栓塞** 急性期一般不推荐抗凝治疗,应注意原发病治疗,预防脑栓塞复发。

(二)出血性脑卒中治疗要点

1. **脑出血** 以内科治疗为主,如病情危重或有继发原因、符合手术适应证者,则应进行外科治疗。治疗原则为安静卧床、脱水降颅内压、调整血压、防治继续出血、加强护理防治并发症。

(1)一般治疗:包括持续生命体征监测、神经系统评估、持续心肺监护、吸氧及呼吸支持、心脏病处理等。

(2)脱水降颅内压:急性期治疗最重要的环节,常采用甘露醇、呋塞米、甘油果糖等,不建议应用激素治疗。

(3)血压管理:一般来说随着颅内压下降,血压也会下降。因此,应在首先进行脱水降颅内压的基础上,综合管理血压。当收缩压>220mmHg 时,应积极使用静脉降压药物;当收缩压>180mmHg时,可使用静脉降压药物,但要保证脑灌注压。160/90mmHg可作为参考的降压目标值。严密监测血压变化,不可降压过快。

(4)其他治疗:包括血糖管理、体温管理、止血治疗、亚低温治疗、病因治疗、并发症治疗等。

2. 蛛网膜下腔出血　目的是防治再出血,降低颅内压,减少并发症,治疗原发病和预防复发。应尽早查明病因,决定是否外科治疗。

(1)一般处理:包括呼吸管理、血压管理、心电监护、调节水和电解质平衡、营养支持等。

(2)预防再出血的治疗:绝对卧床休息4~6周,调控血压,抗纤溶药物,动脉瘤夹闭或血管内治疗。

(3)脑血管痉挛防治:常规采用尼莫地平静脉或口服治疗。

(4)脑积水治疗:部分急性脑积水患者可考虑行脑室引流;伴有症状的慢性脑积水患者可行临时或永久的脑脊液分流术。

(5)癫痫发作的治疗:有明确发作者必须用抗癫痫药物治疗,但不主张预防性应用。除高风险人群外,一般不推荐长期使用抗癫痫药物。

(三)脑卒中护理

1. 急性期护理　脑卒中急性期病情复杂且变化快,常危及生命。因此,急性期护理的重点内容包括:密切监测病情,尤其生命体征、瞳孔和意识的变化,及时发现异常情况,与医师沟通处理;准确、及时执行医嘱,积极配合治疗,并注意观察用药副作用;评估营养状况,做好营养支持;评估日常生活活动能力,协助患者完成生活基本需求;评估皮肤完整性、吞咽功能、排泄功能、肢体运动功能等,预防压疮、误吸、泌尿系感染、深静脉血栓等并发症;评估心理状态,与家属、医师、心理治疗师沟通,共同做好心理护理,减少或避免卒中后抑郁等情况的发生;积极对患者和家属进行健康教育,提高治疗依从性。

2. **恢复期护理** 脑卒中恢复期需要做好延续性护理工作,通过医院 - 社区 - 家庭的共同努力,促进患者病情和功能恢复,预防并发症,减少疾病复发。重点内容包括:继续做好病情观察、配合治疗、营养支持、满足日常生活需求、预防并发症、心理护理等护理措施;培训家属的居家照护能力;训练患者在功能障碍现状下,对家庭环境、社区环境的再适应能力;进行家庭环境改造,以保障患者安全;积极对患者和家属进行健康教育,增强病情复发时的院外识别和急救能力,并提高治疗和康复的依从性。

(四)脑卒中康复治疗

在病情允许条件下,尽早开始康复治疗,有助于脑卒中患者神经功能恢复,减少致残率,提高生存质量,重返社会生活。

1. **康复治疗时机** 多数学者认为,脑卒中患者病情稳定 24~48 小时,即可开展积极的康复治疗,以提高中枢神经系统的可塑性,较好地发挥损伤修复的潜力,促进神经末梢突触的再生。

2. **康复治疗原则** 正确掌握康复治疗的适应证和禁忌证;在全面进行康复评定的基础上,为患者制订个体化的康复方案,注意分阶段循序渐进;尽早开始主动康复训练；进行全面的康复管理，鼓励家庭成员、社区共同参与，营造有利康复的环境。

3. 康复治疗内容 包括早期良肢位摆放、体位转换、关节活动度训练、肢体被动活动与主动活动、平衡训练、步行训练、手功能作业治疗、语言康复治疗、吞咽功能康复治疗、认知功能康复治疗、日常生活活动能力训练等。

五、三级预防

(一) 脑卒中一级预防

1. 一级预防目标 针对脑卒中可能的病因和危险因素，采取措施预防脑卒中发生。

(1) 一般高血压患者血压降至<140/90mmHg；合并糖尿病者也应严格控制血压<130/85mmHg，可根据危险分层及耐受性进一步降压；老年人收缩压可根据具体情况降至<150mmHg，如能耐受，可进一步降低。

(2) 糖化血红蛋白目标值<7.0%。

(3) 依据危险分层决定血脂的目标值。如血脂异常伴高血压、糖尿病、心血管病者为脑卒中高危 / 极高危状态，LDL-C 应降至<1.8mmol/L 或比基线时下降 30%~40%。

(4) 男性每日饮酒的酒精含量 ≤25g，女性减半。

(5) 食盐摄入量 ≤6g/d，钾摄入量 ≥4.7g/d；高血压、糖尿病、肾病和年龄 51 岁以上者，建议钠摄入量<1.5g/d。

(6) 每日推荐摄入量：叶酸 400μg/d、维生素 B_6 1.7mg/d、维生素 B_{12} 2.4μg/d。

2. 一级预防措施

(1) 各级医院建立成年人首诊策略血压制度，积极建立示范社区,及时筛查新发高血压患者,并给予治疗和随诊;30岁以上者每年至少测血压1次,高血压患者应严格监测血压,规律药物治疗,及时调整剂量;积极推荐家庭自测血压。

(2)脑卒中高危人群应定期检测血糖,必要时测定糖化血红蛋白、糖化血浆白蛋白、糖耐量试验。

(3)40岁以上男性和绝经期后女性应每年进行血脂检查;脑卒中高危人群建议每6个月检测血脂。

(4)40岁以上成年人应定期体检,以早期发现房颤等心脏病。建议初级医疗保健机构通过脉搏联合心电图检查,进行房颤筛查。

(5)促进各地政府制定控烟法规,采用综合控烟措施,提高公众对主动和被动吸烟危害的认识,减少二手烟暴露,提供戒烟服务,包括心理辅导、尼古丁替代疗法、口服戒烟药物等。

(6)对饮酒者不提倡大量饮酒;对不饮酒者,不提倡用少量饮酒方法来预防心脑血管疾病。

(7)提倡饮食种类多样化,增加水果、蔬菜、低脂奶制品的摄入,减少总脂肪和饱和脂肪的摄入,少吃糖类和甜食;建议降低钠摄入量、增加钾摄入量。

(8)超重和肥胖者通过健康生活方式减轻体重,降低血压。

(9)健康成年人每周至少3次、每次至少40分钟、中等或以上强度的有氧运动;中老年人和高血压患者体力活动前,应首先进行心脏应激检查。

(10)无症状颈动脉狭窄者建议每日服用阿司匹林和

他汀类药物;狭窄>50%的患者应定期超声随访;高危患者(狭窄>70%)可考虑行颈动脉内膜切除术。

(11)普通人群应通过食用蔬菜、水果、豆类、肉类、鱼类、加工过的强化谷类,满足叶酸、维生素 B_6、维生素 B_{12} 的每日推荐摄入量;高血压伴高同型半胱氨酸血症者,治疗高血压的同时可加用叶酸,以减少首次发生脑卒中的风险。

(12)不推荐绝经后 HRT 用于脑卒中一级预防。

(13)使用激素类避孕药前应进行血压测量和管理;>35岁,有吸烟、高血压、糖尿病、偏头痛、血栓栓塞病史的女性,不推荐使用避孕药;有先兆的女性偏头痛患者应戒烟。

(14)不推荐阿司匹林用于低危人群的一级预防;脑卒中风险足够高的个体可使用阿司匹林预防。

(二)脑卒中二级预防

1. 二级预防目标 积极采取措施,使脑卒中发生后可以早发现、早诊断、早治疗,减缓或防止疾病发展。

2. 二级预防措施 参见本节脑卒中治疗部分,并针对危险因素,积极进行二级预防。

(1)通过积极宣传教育,提高公众对脑卒中的院外识别和正确的急救能力。

(2)优化从院外到院内的脑卒中急救流程,尤其是争取静脉溶栓的救治机会。

(3)积极控制血压和血糖,同时保证脑灌注压和警惕低血糖事件。

(4)对于非心源性缺血性脑卒中,应予高强度他汀类药物长期治疗。

（5）戒烟,避免被动吸烟。

（6）进行呼吸睡眠监测,有适应证者可进行持续正压通气治疗。

（7）补充叶酸、维生素 B_6、维生素 B_{12},降低血浆同型半胱氨酸水平。

（8）对于非心源性栓塞性缺血性脑卒中患者,应用口服抗血小板药物进行二级预防。

（9）对于心源性栓塞患者,应用华法林进行抗栓治疗,监测 INR 值的变化。

（10）对于符合适应证者,可考虑进行颈动脉内膜切除术、颈动脉支架置入术、外科手术治疗,以去除病因、减少复发。

（三）脑卒中三级预防

1. 三级预防目标 在脑卒中发生后期,积极采取措施以改善症状、防止病情恶化、防治并发症、降低病死率、促进功能恢复、防止伤残、提高生存质量,努力实现全面康复。

2. 三级预防措施 参见本节脑卒中康复治疗部分。

（1）积极对症治疗,加强护理,防治并发症。

（2）积极对患者和家属进行健康教育,提高定期复查和监测、长期服药、改变不良生活方式等三级预防措施的依从性。

（3）患者、家庭、医师、护士、康复治疗师,以及社区、社会各部门共同协作,为脑卒中患者提供生理功能、心理健康、社会角色的全方位康复指导和环境支持。

第二章

健康管理基础

第一节　对健康的理解

一、健康的概念及内涵

(一) 健康的定义

维护和增进健康是每一位公民的愿望,也是每一位公民义不容辞的责任。然而,在不同的环境、条件以及社会发展阶段中,人们对健康的认识也不尽相同。传统的生物医学模式认为:"没有疾病就是健康",但是把"没有疾病视为健康"在今天看来显然是不全面、不准确的。

随着人类文明的进步,人们对健康与疾病的认识逐步全面和深入。1948 年世界卫生组织(WHO)在其宪章上给出了健康的经典定义,因其较为完整和科学沿用至今。即:"健康不仅是没有疾病和不虚弱,而是使身体、心理、社会功能三方面的完满状态"。1990 年,世界卫生组织在有关文件中对健康的定义又加以补充,将健康归纳为四个方面:躯体健康、心理健康、社会适应良好、道德健康。

由此可见,健康是一个动态、多层面的概念。随着时代的变迁、医学模式的转变,人们对健康的认识也在不断提高,健康的内涵也在不断地拓宽。从单纯的躯体健康,逐步扩展到心理健康、社会健康及道德健康,即理想的健康状况不仅仅是免于疾病的困扰,还要充满活力,与他人维持良好的社会关系,使之处于完全健全、美好的状态。

(二)健康的内涵及标准

依据 WHO 的定义,健康的概念包含三层含义:一是身体健康,即生理状态良好,人体各器官、系统的功能正常,没有疾病和躯体残缺,精力充沛;二是心理健康,主要包括良好的个性、良好的处事能力以及良好的人际关系;三是社会健康,即个体对周围环境、社会生活各方面都能很好地适应,自己的思想、情感和行为能与社会环境的要求保持一致,能适应社会生活的各种变化。这3层含义中,身体完善为健康的基础层面,心理适应为健康的进阶层面,而社会健康和道德高尚则是健康的高级层面。

基于健康的内涵,WHO 提出了 10 条健康标准:有充沛的精力,能从容不迫地担负日常生活和繁重工作,而且不感到过分紧张与疲劳;处事乐观,态度积极,乐于承担责任,事无大小,不挑剔;善于休息,睡眠好;应变能力强,能适应外界环境的各种变化;能够抵抗一般性感冒和传染病;体重适当,身体匀称,站立时,头、肩、臂位置协调;眼睛明亮,反应敏捷,眼睑不易发炎;牙齿清洁,无龋齿,不疼痛,牙龈颜色正常,无出血现象;头发有光泽,无头屑;肌肉丰满,皮肤有弹性。

(三) 健康的相对性

健康是相对的概念,而不是绝对的,它不像黑白那样分明,实际上健康和疾病是一个连续的链条。在这个链条中存在着许多不同的程度,即最佳健康→良好→略感不适→疾病→重病→死亡。个体的整个生命过程均在此生命链中不停地移动。就群体而言,根据健康程度不同可分为健康人群、高危人群、亚健康人群、患病人群。健康管理的职责是采取综合措施把服务对象推向健康的一端,以维护和增进健康。

二、健康的影响因素

人类健康受多种因素的影响和制约,其主要影响因素可分为两大类,即生物遗传因素和环境因素。

(一) 生物遗传因素

生物遗传因素是指人类在长期生物进化过程中所形成的遗传、成熟、老化及机体内部的复合因素。具体而言,它包括一系列与个体的遗传基因、胎儿期的生长发育状况等相关因素,如基因特点、生长发育、衰老以及性别、年龄、形态和健康状况等个人生物学特征。生物遗传因素直接影响人类健康,它对人类诸多疾病的发生、发展及分布具有决定性影响。

随着对疾病认识的不断加深,目前已知许多疾病的发生和发展与遗传因素相关,并将这一类有遗传物质发生改变而引起的或者受其影响的疾病称为遗传病。人类遗传疾病包括单基因遗传病、多基因遗传病、染色体遗传病等。单基因遗传病发病率虽然低但种类多,染色体异常疾病发病率在 5.5% 左右,这两种遗传病遗传因素在疾病的发生、发展中起决定性作用,且缺乏有效的干预措施,给人类健康造成极大危害。近年来以心脑血管疾病、恶性肿瘤、糖尿病等为代表的多基因复杂疾病的发病在我国呈井喷态势,且具有发病的家族聚集性和终身性,如不加以有效控制,必将严重制约我国社会、经济的发展。在各类遗传疾病的防治中,健康管理至关重要。以预测和早期干预为主的 4P,即:预测照顾(predictive care)、主动干预(preemptive care)、个体化照顾(personalized care)、参与式照顾(participatory care)健康管理模式,将是今后人类绝大多数疾病早期防治的有效手段。

(二)环境因素

环境因素指围绕着人类空间直接或间接地影响人类生活的各种自然因素和社会因素之总和,简而言之,是以人为主体的外部世界。

1. **自然环境** 又称物质环境,是指围绕人类周围的客观物质世界,如水、空气、土壤及其他生物等。自然环境是人类生存的必要条件。在自然环境中,影响人类健康的因素主要有生物因素、物理因素和化学因素。

(1)生物因素:包括动物、植物及微生物。一些动物、植物及微生物为人类的生存提供了必要的保证,但另一些动物、植物及微生物却通过直接或间接的方式影响甚至危害人类的健康。

(2)物理因素:包括气流、气温、气压、噪声、电离辐射、电磁辐射等。在自然状况下,物理因素一般对人类无危害,但当某些物理因素的强度、剂量及作用于人体的时间超出一定限度时,会对人类健康造成危害。

(3)化学因素:包括天然的无机化学物质,人工合成的化学物质及动物和微生物体内的化学元素。一些化学元素是保证人类正常活动和健康的必要元素;一些化学元素及化学物质在正常接触和使用情况下对人体无害,但当它们的浓度、剂量及与人体接触的时间超出一定限度时,将对人体产生严重的危害。

2. 社会环境　又称非物质环境,是指人类在生产、生活和社会交往活动中相互间形成的生产关系、阶级关系和社会关系等。既包括社会制度、法律、经济、文化、教育、人口、民族、职业等,也包括工作环境、家庭环境、人际关系等,这些社会因素可直接或间接地影响疾病的发生和转归。大量研究表明:行为和生活方式因素、医疗卫生服务是对人类健康影响最大的社会因素;此外,诸多其他社会因素也与健康有关,甚至对健康起着决定性作用。这些因素包括如收入和社会地位、社会支持网络、教育水平、就业和工作环境等。健康与社会发展的双向作用已被不少国家和地区的实践所证实。

(1)行为和生活方式:行为是人类在其主观因素影响下产生的外部活动,而生活方式是指人们在长期的民族习俗、规范和家庭影响下所形成的一系列生活意识及习惯。合理、卫生的行为和生活方式将促进、维护人类的健康,而不良的行为和生活方式将严重威胁人类的健康。

行为与生活方式因素对健康的影响具有潜袭性、积累性和广泛性。大量流行病学的研究表明,大多是慢性病与人类的行为与生活方式关系极为密切,通过改善行为方式可以有效控制这些疾病的发生及发展。此外,感染性疾病、意外伤害和职业危害的预防控制也与行为和生活方式密切相关。行为和生活方式管理是健康管理的重要策略。

(2)医疗卫生服务:是指和促进及维护人类健康相关的医疗卫生和保健机构及卫生专业人员,为了预防疾病、增进健康,运用卫生资源和各种手段,有计划、有目的地向个人、群体和社会提供必要的各类医疗、卫生服务的活动过程。它包括资源的动员,即各医疗卫生与保健机构的配置与设置,也包括各种服务的提供,即医疗机构提供的诊断、治疗服务,卫生保健机构提供的各种预防保健服务。一个国家医疗与卫生服务资源的拥有、分布及利用将对其人民的健康状况起重要的作用。"以人为本、以健康为中心"的连续性、整合型医疗卫生服务体系的建立,完善、便利、可及的服务网络,一定的卫生经济投入以及公平、合理的卫生资源配置,均会对居民健康有较强的促进作用。

第二节　健康管理的基本理论

一、健康管理的兴起和意义

健康管理的概念最早是 20 世纪 60 至 70 年代由美国保险业提出的的。保险公司为了有效地控制疾病的发生和发展、降低出险概率和实际医疗支出、减少保险赔付的损失,将客户(包括疾病患者和高危人群)交给健康或疾病管理中心,通过健康评价和干预来指导客户自我保健。这一做法取得了显著的成效,不仅为保险公司有效地控制了风险,也为健康管理的发展奠定了基础。近年来美国健康管理的需求以每年 20%~25% 的速度增长,目前超过 9 000 万的美国人在使用该服务。

随后,英国、德国等发达国家也积极效仿和实施健康管理,该措施不仅仅被应用在商业保险领域,还成为政府主导的保险应对人口老龄化和慢性病疾病负担、遏制医疗费用不断上涨的策略。此后,随着管理科学和健康教育学的不断发展,健康风险评估以及干预等实证研究证据不断涌现,互联网技术和信息产业的迅猛发展,为健康管理工作提供了理论和实践基础,也为这一学科和行业的发展和壮大提供了技术支撑。通过健康管理来干预和纠正人们的不良生活方式,指导人们综合利用有限的卫生资源,有效控制疾病的危险因素,减少或减缓慢性病的发生,将成为降低社会医疗负担、提高人们健康水平最为重要及行之有效的措施。

健康管理在我国的兴起是在 20 世纪 90 年代。随着我国经济的快速发展和人们生活水平的提高,以不良生活方式为主要危险因素的慢性病的患病率急剧上升,慢性病成为我国主要卫生问题。同时,人民健康意识和健康需求的不断提高,国际上健康管理的先进理念、模式、技术与手段不断涌入,相关技术的研发和应用发展迅速,许多医疗机构开始重视健康管理以及慢性病管理工作,社会上健康管理相关机构也开始兴起。2005 年我国将健康管理师列为新的职业类型。

二、健康管理的概念

（一）健康管理的定义

健康管理近年来在世界各国迅猛发展,但各国对健康管理研究的重点领域和方向不尽相同,故不同国家、不同专家、不同领域对健康管理有着不同的解释,有的比较宏观,有的比较微观。本书将重点介绍围绕微观的解释,即个体或人群层面的健康管理。

欧美学者首先提出健康管理是:对个人或人群的健康危险因素进行全面监测、评估与有效干预的全过程,其目的是提高生命质量,宗旨是调动个人及集体的积极性,利用有限的资源来达到最大的健康效果。

我国学者 1994 年在《健康医学》中则将其阐述为:运用管理科学的理论和方法,通过有目的、有计划、有组织的管理手段调动全社会各个组织和每个成员的积极性,对群体和个体健康进行有效的干预,达到维护、巩固和促进群体和个体健康的目的。

2005 年我国《健康管理师国家职业标准》中将其定义为:对个体或群体的健康进行全面监测、分析、评估,提供健康咨询和指导,以及对健康危险因素进行干预的全过程。

综上,健康管理概念的基本要素包含:

1. 服务对象　个人或人群。

2. 目的　预防与治疗疾病、保持与增进健康,提高人们的生命质量。

3. **内容** 健康全面监测、分析、评估,健康咨询、指导,健康危险因素干预。其核心与关键:对健康危险因素的管理,即对健康危险因素的识别、评估、预测及干预。

4. **手段** 调动个人及集体的积极性,充分利用有限的资源。

5. **理论基础** 包括管理学在内的多个相关学科的理论和方法。

(二)健康管理的类型

在实践中,健康管理可以分为许多类型。

1. **根据服务对象的不同** 可以将健康管理分为个体健康管理、团队或群体健康管理,也可分为健康人群管理、高危人群管理、亚健康人群管理和患病人群管理。

2. **按照管理内容不同** 健康管理可分为生活方式管理、疾病管理、需求管理、残疾管理等,也可分为医疗级和非医疗级的健康管理。医疗级的健康管理主要针对疾病治疗、身体功能恢复等的患病和康复期人群,包括疾病管理、残疾人群康复管理、灾难性伤病管理等;非医疗级健康管理则指对健康人群、亚健康人群的生活方式管理、就医需求管理、养生保健干预等。

不同类型的健康管理服务各有侧重,健康管理师需把群体性的健康教育、健康促进活动进一步个性化并与临床医学相结合,开展相应的生活方式管理、疾病风险预测、疾病管理,形成兼顾个体和群体、具有操作性及可持续性的综合健康维护模式。

(三)健康管理的特点

1. 健康管理是实现慢性病全病程管理、实施三级预防的重要手段。针对健康人群尤其是高危人群的健康监测和疾病风险预测,有针对性地开展健康教育和健康促进,纠正不健康的行为和生活方式,降低疾病的发生率;针对易患人群的健康监测,有助于早诊断、早治疗,促进某些慢性病的逆转,降低病死率;针对患者的病情监测和疾病管理,有助于规范化治疗和康复措施,预防并发症的发生,降低伤残率。

2. 健康管理是统筹系列卫生服务项目和资源的纽带,它把传统面向群体的健康教育、健康促进活动落实到个体,并与临床医学结合,开展健康监测、疾病风险预测、生活方式管理、疾病管理,形成以个体服务对象为重点的、力求满足个体生理心理社会需求、具有操作性及可持续性、可向更广的同类人群复制的慢性病综合防治模式。

3. 健康管理是全民参与的战略行为。健康是每个公民的责任,健康管理的重要手段是激发个体维护自身健康的责任感和积极性,发挥群体和社会在健康维护中的重要作用,有效地利用有限的资源来达到预防疾病、维护健康的最佳效果。

三、健康管理的核心内容

健康管理是一种前瞻性的健康服务模式,它不仅是一个理念,也是一种方法。它有四项关键的、彼此衔接的核心工作内容,即健康监测、健康风险评估与分析、制定健康管理方案以及监督执行管理方案。这四项核心内容也是健康管理的核心环节,相互衔接、循环往复,构成了完善、周密的服务流程(图 2-1)。

(一)健康监测

健康监测是指通过系统地、连续地收集服务对象健康相关的信息和资料,经过归纳、整理、分析,了解其现存的健康问题和危险因素,为健康风险评估和健康管理干预提供基础数据。健康信

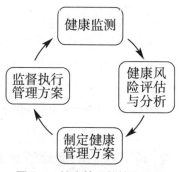

图 2-1 健康管理的核心内容

息的收集通常可以通过健康体检、病史采集、问卷调查、可穿戴设备实时监测、健康档案等途径获取。

健康监测是健康管理的第一步,也是对个体的健康状况及未来患病和 / 或死亡风险量化评估的基础。只有定期收集动态的健康信息并及时评估健康 / 患病风险的变化,才能准确评价健康管理效果、及时调整管理方案。因此,健康信息的收集与管理至关重要。为了准确、全面地反映健康管理对象的实际情况,信息的收集应遵循准确、及时、全面、科学等原则。

(二)健康风险评估与分析

健康风险评估,又称为疾病风险评估,是指根据健康监测所收集产生的健康信息,用各种健康风险评估工具进行定性或定量评估服务对象的健康状况及未来患病或死亡的危险性,系统分析其所处健康状态及在未来患慢性病的危险程度、发展趋势及相关的危险因素。健康风险评估的过程,简而言之,就是确定健康问题的过程,它为干预管理和干预效果的评价提供依据。

健康管理中健康风险评估主要包括一般健康风险评估、疾病风险评估和健康功能评估。一般健康风险评估主要是对生活方式/行为危险因素评估,疾病风险评估则是对特定疾病方式风险的评估,如哈佛癌症风险指数、心血管疾病的风险评估等。

(三) 制定健康管理方案

根据对服务对象健康状况的监测结果以及疾病风险,确定合理的健康管理目标,并围绕可干预的健康危险因素制定个性化的健康管理方案。健康管理方案的制定应注意个性化、易操作性、系统性和阶段性的原则。

(四) 监督执行管理方案

健康管理方案的核心内容是健康危险因素干预,后者需应用临床医学、预防医学、行为医学、心理学、营养学和其他健康相关学科的理论和方法对健康危险因素进行控制和处理。干预措施往往是多种干预措施的有机结合,通过健康教育、健康促进、行为矫正、心理咨询指导等多种技术和管理手段的综合应用,将生活方式管理、需求管理、疾病管理、残疾管理等不同健康管理策略有机组合并综合应用来实现各种健康管理计划的目标。

第三节　健康管理的基本策略

健康是相对的概念,健康不同阶段个体面临的问题不同,健康需求亦不同,健康管理的策略也应有所不同。从人群层面,健康人群、高危人群、亚健康人群和患病人群,健康需求也不同,健康管理的策略也不同。借鉴发达国家的经验,目前比较成熟的健康管理策略有如下六种。

一、生活方式管理

(一) 定义

生活方式管理是指通过对人们不健康的行为和生活方式进行干预,运用科学的方法来指导人们纠正不良生活习惯,培养和建立健康的行为和生活方式,最大限度地降低其健康风险暴露水平的过程。这种管理是最常用、最重要的健康管理措施,也是各种类型健康管理的基本组成成分,其管理的对象十分广泛,任何具有不良生活方式的个体或群体,尤其是慢性疾病的高危人群,都是重点干预对象。

(二) 生活方式管理与慢性病防治的关系

不健康的行为和生活方式是健康的最重要的危险因素之一。脑卒中、冠心病、糖尿病等常见慢性病都与吸烟、饮酒、不健康饮食、缺乏运动等不良生活方式有关。同时,慢性病与危险因素之间往往呈现"一因多果、一果多因、多因多果、互为因果"的特点(图 2-2)。

(三) 影响生活方式管理效果的决定性因素

生活方式管理的效果很大程度上取决于被管理者对管理方案的参与和执行情况,因此如何使用行为干预技术来激励个体的健康行为至关重要。不健康的行为和生活方式常常不是一两天形成的,是人们经常性的、固定为习惯的一种生存方式,健康管理师不可能全天候地监控被管理者。因此,要强调个体对健康的责任,强调个体对自身健康实行管理的重要性;同时还要采用心

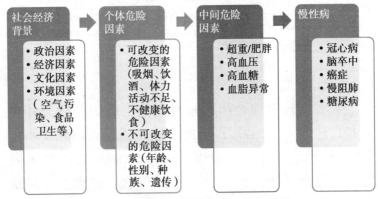

图2-2　慢性病与危险因素之间的关系

理和行为学策略进行行为的矫正。此外,还应创造性地采用一些助推策略,通过个体非意识的过程纠正患者的不健康行为。

(四) 促进健康行为形成的主要干预技术

促进健康行为形成的主要干预技术包括教育、激励、训练和社会营销等。

1. **教育**　包括针对人群或个体的健康教育,以及针对特定患者人群的患者教育。教育是通过传递知识、树立正确的态度、改变不健康的行为的重要干预技术。精心设计的课程也是有效实施教育的基础。

2. **激励**　是通过正面强化、反面强化、反馈促进、惩罚等心理学和行为学策略进行行为矫正的过程。激励是健康咨询和患者教育的重要策略。

3. **训练**　是通过一系列的参与式训练与体验,培训个体达到行为矫正的目的。在训练过程中,健康管理师将扮演健康教练的角色,在服务对象的参与过程中给予指导和支持。

4. **社会营销**　是通过营造健康的社会大环境,促进个体不健康行为的改变,推广健康行为。

二、疾病管理

(一) 定义

疾病管理是系统性地为慢性病患者提供随访和干预,帮助他们改进健康情况,并降低医疗费用,从而降低整个社会的医疗成本,提升人群健康水平和指数的全过程。疾病管理的对象是已经罹患某种疾病的个体或群体,是在个体或群体患病阶段重要的健康管理手段。

(二) 疾病管理的基本要求

1. **以循证医学为基础**　疾病管理以循证医学为基础,通过对医患关系和保健服务计划提供支持,来预防疾病恶化,提高患者的生活质量。

2. **需要患者主动参与**　疾病管理同传统的单纯疾病治疗不同,它认为患者不应该是一个被动的受治者,而是疾病管理过程的主动参与者;它不是一次性治疗活动,而是疾病的连续管理。

3. **管理要全面且有连续性**　疾病管理应包括易患人群的识别(对高危人群的筛查)、患者自我管理教育、患病过程中各项检查和治疗服务协调、定期随访治疗效果监测等多个方面,关注对疾病管理各个环节和健康结局的测量、评价和反馈。慢性病管理常常是终身性的。

4. **疾病管理重在效果**　疾病管理有两种常见形式:一种是按疾病分类管理,它以患某种特定疾病的患者为目标人群进行分类,如针对糖尿病、高血压等患者实施的管理,通常采用不同的方案和管理流程对患者实施标准化管理;另一种是按病患个案管理(case management),其目标人群是身患多种疾病的患者,健康管理师常需要针对每个患者的特殊情况制定专门的、复杂的管理方案,并逐一跟踪随访,提供相应的服务和管理。

5. **具有良好的成本效益** 实施疾病管理的一个重要目的是通过良好的临床结果来控制成本。设计良好的健康管理项目常常是具有成本效益的卫生服务项目的典范。美国疾病管理服务的最大提供商 Matria 公司通过评估哮喘、糖尿病、充血性心力衰竭、慢阻肺、冠状动脉疾病、抑郁症和癌症等疾病实施疾病管理后所产生的效果,确认了疾病管理所产生的积极作用(表 2-1)。

表 2-1 Matria 公司疾病管理项目的结果

指标	效果
急诊人次	减少 8%~27%
住院人次	减少 18%~38%
住院天数	减少 15%~17%
总费用	减少 9%~15%
循证医学的依从性	增加 49%

三、需求管理

(一)定义

需求管理是指在健康管理过程中通过向人们提供决策支持和自我管理支持,以鼓励其合理利用医疗服务、控制医疗成本的过程。其主要服务内容包括提供自我管理指导与支持、就诊指导与分流服务,通过为人们提供各种可能的信息支持、决策支持以及其他方面的支持,帮助其在正确的时间、正确的地点,寻求恰当的卫生服务,从而既维护了人们自身的健康,同时又有效地控制了健康消费的支出和改善了医疗保健服务利用。

(二) 实现途径

需求管理主要通过两种途径实现:一种是通过对需方(健康管理服务对象)的管理实现,另一种是通过对供方(医疗卫生服务提供者)的管理实现。

1. **需方管理**　重视对患者的健康教育和自我管理指导,对卫生保健需求进行引导,通过加强生活方式管理、疾病的自我管理和对现有医疗卫生资源的有效利用,帮助其做出理性的医疗消费选择,减少不合理的和非必需的医疗服务的应用。

2. **供方管理**　则主要通过医疗卫生服务的提供者更好地整合和梳理医疗卫生服务(managed care)来实现,例如可通过提升医师或健康管理师的多学科知识和技能优化服务提供者的知识结构,可通过采用电话或互联网等远程服务手段优化医疗服务流程等来提高医疗服务的合理利用和医疗成本的有效控制。

四、灾难性病伤管理

(一) 定义

灾难性病伤管理是疾病管理的一个特殊形式,顾名思义,它关注的是"灾难性"疾病或伤害。后者通常指对健康危害十分严重或会导致巨大费用的疾病,如癌症、肾衰竭等,即通常所说的"大病"。保险公司对参保人群的医疗费用研究发现,5%的"大病"人群的医疗费用占全部费用的50%,而其中1%左右的最高疾病风险人群的医疗费用占全部医疗费用的20%~30%。因此,对灾难性病伤的管理开始引起关注。

(二)灾难性病伤及其管理的特点

高费用、治疗的长期性和复杂性是灾难性病伤的特点,因此灾难性病伤管理极具复杂性和艰巨性。目前对灾难性病伤的管理主要致力于对患者和家庭的健康教育、制定综合疾病管理方案、促进患者自我管理,以及通过协调多学科疾病管理行动来实现对患者在临床、经济和心理上的最优化结果,最大限度地满足患者的多重服务需要。

(三)灾难性病伤管理良好的标志

1. 转诊及时。

2. 医疗服务方案考虑到了多方面的综合因素。

3. 管理团队包括有多种医学专科及综合业务能力的成员,能有效应对可能出现的多种医疗服务需要。

4. 最大限度地帮助患者进行自我管理。

5. 尽可能使患者及其家人满意。

五、残疾管理

(一)定义

残疾管理通常是面向特定职业社区人群的健康管理,其目的是减少工作地点残疾事故的发生率,以及由此给人们带来的健康和经济损失。对雇主来说,残疾的真正代价是伤残带来的生产损失。因此,残疾管理是从雇主的角度出发,通过对不同伤残程度人口的积极管理,使残疾造成的劳动和生活能力下降的损失降到最小的健康管理策略。

(二) 残疾管理的内容

残疾管理的内容首先是找出工作场所存在的可能导致伤残发生的各种隐患,并通过教育和早期干预行动来预防或最大限度减少工作场所残疾的发生,以确保工作环境的安全;其次是针对已经发生的伤残职工,确保其在伤害发生时能够得到及时的治疗。

(三) 残疾管理的具体目标

1. 防止残疾恶化。

2. 注重残疾人的功能性能力恢复而不仅是患者疼痛的缓解。

3. 设定残疾人实际康复和返工的期望值。

4. 详细说明残疾人今后行动的限制事项和可行事项。

5. 评估医学和社会心理学因素对残疾人的影响。

6. 帮助残疾人和雇主进行有效的沟通。

7. 有需要时考虑残疾人的复职情况。

六、综合的人群健康管理

综合的人群健康管理是通过协调以上五种不同的健康管理策略来对人群中的个体提供更为全面的健康和福利管理。一般来说,雇主需要对员工进行需求管理;医疗保险机构和医疗服务机构需要开展疾病管理;大型企业需要进行残疾管理;人寿保险公司、雇主和社会福利机构会提供灾难性病伤管理。

第四节 健康管理项目的设计

健康管理是一种前瞻性的健康服务模式,其服务的提供者、被服务对象以及服务的内容和方式等均具有多元性。为了达到满意的健康管理效果,项目的设计是基础工作。

一、设计原则

1. **目标原则** 健康管理项目需要明确的目标人群,为服务对象制订的健康管理计划应有明确、可行、可测量的目标。

2. **整体性原则** 一方面要全面考虑服务对象生理、心理、社会等整体的健康需求设计各项管理措施,另一方面要对健康监测、风险评估、实施管理等全流程合理规划,确保项目的有效性、可持续性。此外,还应统筹和协调相关的组织和人员,提高服务的效率和效果。

3. **动态性原则** 个体和群体的健康状况以及健康影响因素都处于不断变化之中。因此,无论健康管理项目的总体设计,还是健康管理的各个环节,都可能需要相应的动态调整。

4. **前瞻性原则** 健康管理是一项长期的工作。项目设计要从当前的实际出发,因地制宜周密规划;同时还要考虑未来发展的趋势和需求,在项目的各个环节的设计中体现前瞻性和先进性。

二、基本程序

(一) 需求评估

需求评估就是对目标人群的健康管理需求的评估,这是设计健康管理项目的基础。具体做法是:

1. **明确健康问题**　即明确目标人群存在的或潜在的健康问题以及可能相关的危险因素,了解问题的严重性,包括对个体的生活质量、家庭和社会经济等方面的影响。掌握健康问题的综合性 "5D" 指标,有助于明确其危害。这 "5D" 是死亡(death)率、发病(disease)率、伤残(disability)率、不适(discomfort)和不满意(dissatisfaction)程度。

2. **确定首要问题**　即确定优先干预的健康问题。优先干预的健康问题一般具有两个特点:一是对人民健康威胁严重,即那些发病率高、致残率高、致死率高、复发率高的疾病,对于这些问题群众的需求和愿望往往是最迫切的;二是该健康问题的危险因素明确且可干预,通过健康管理可以预防或者控制疾病的发生、发展。

(二) 确定目标

健康管理项目须有明确的目标,它是制订管理计划和进行效果评价的依据,是整个项目的指南针。

1. **总体目标**　又称目的(goal),是健康管理项目想要达到的最终结果。它通常是宏观的,为整个健康管理项目指明了努力的方向。例如某糖尿病健康管理项目的总体目标是 "提高糖尿病患者代谢控制的达标率,提高患者的生活质量"。

2. 具体目标(objectives) 它是总体目标的具体化和量化,需要能够回答"4W1H"问题,即:

- Who:服务对象是谁?
- What:实现什么变化?
- When:在多长时间内实现这些变化?
- Where:在哪里实现这些变化?
- How much:变化程度有多大?

健康管理项目的具体目标通常包括健康目标、行为目标和教育目标三类型。设计良好的具体目标应该具有SMART 的特点,即具体的(special)、可测量的(measurable)、可完成的(achievable)、可信的(reliable)、有时间性的(time bound)。

(三)设计健康管理策略及核心内容

健康管理的策略选择主要基于服务对象的特点和健康需求。例如慢性病的高危人群应强调生活方式干预,已经罹患慢性病的患者健康管理策略则应是疾病管理。

核心内容的设计需综合考虑目标人群的需求、健康管理机构资源与能力、目标人群所在场所的重视程度与能力,以及区域卫生服务机制与能力等因素最终确定,应包含健康监测、风险评估、制定管理方案和监督执行等方面的具体措施。同时,还要制定管理的执行方案,包括确定各项活动的日程,确定组织网络与执行人员,明确任务分工、工作流程等。

(四)确定评价方案

效果评价是在健康管理实施一段时间或结束后,旨在衡量项目效果的活动。可采用干预前后比较的方法，确定干预效果。评价指标一般源于项目的具体目标。

（五）编制预算

编制预算的依据是健康管理的各项活动。首先需将每一项活动进行细分，确定活动中涉及哪些费用，费用标准以及活动要求达到的数量，进而计算出每一项活动的费用。然后再将每一项活动的费用累加在一起，形成项目的总预算。

三、智慧健康管理及其项目设计

近年来"互联网＋健康管理"形式在国内外迅速崛起。随着移动互联网日益普及、云计算／大数据等技术不断发展、携带传感器技术的终端更智能化、机器学习及人工智能技术的发展和应用等，都为实现智慧健康管理提供了技术的可能性。加之，慢性病及老龄化带来健康的刚性需求、国家多个相关政策的推动以及资本的驱动，使智慧健康管理的发展成为必然趋势。当然，智慧健康管理也符合健康管理的一般规律。

（一）智慧健康管理的概念及功能

1. **定义**　智慧健康管理是指利用信息化技术对个体或群体的健康进行全面监测、分析、评估、提供健康咨询和指导，以及对健康危险因素进行干预的全过程。信息化技术的应用是智慧健康管理的关键，它几乎可以被应用在健康管理的所有环节。目前应用的技术包括智能手机、平板电脑等移动终端，手表、腕带等多种日常可穿戴设备，医疗及健康管理机构包含电子信息档案在内的信息系统,各种功能不同的 APP(应用程序,application 的缩写)、微信小程序,通过互联网在大数据中心进行数据存储并获取计算服务的云计算等,纷繁多样。今后随着信息化技术的进步,其手段将更为丰富。

2. **特点** 相较于传统的健康管理,智慧健康管理具有下述特点。

(1)有利于个体的主动参与和个体对健康的自我管理。

(2)疾病的防治重心由医疗机构下移到个体和家庭,不仅关注疾病的治疗,更加关注疾病的预防。

(3)以个体的健康信息为互联核心,实现了个体、家庭、社区、医院以及政府等多方的协调管理和服务保障。

(4)借助移动互联网、社交网络,建立了个体与医师、护士、健康管理师、营养师、物理治疗师、心理咨询师等跨专业健康管理团队,同时还可以与个体的家庭成员密切沟通。

(5)借助于信息技术扩大了有限的医疗资源的服务半径,提高了健康管理的可及性、便捷性以及服务质量,有利于降低医疗成本。

3. **功能**

(1)传播健康知识,提供健康意识,纠正不健康行为。

(2)采集健康信息,连续监测生命体征和 / 或健康指标,自动分析与反馈。

(3)增进医患沟通,便捷健康管理,实现远程互动管理。

(4)建立医疗及健康大数据,为人工智能管理奠定基础。

(5)延伸机构服务,就诊预约挂号、推送预约提醒短信、远程医疗救护等。

(二) 智慧健康管理的内容

近年来国内外智慧健康管理方兴未艾，管理系统的数量急剧增加，不同系统涵盖的内容愈来愈丰富，但是侧重不同，常涉及的内容主要包括以下几个方面：

1. **数字健康** 又称 eHealth，它是医疗和健康照护的电子转换器，即通过综合运用各项信息技术，对居民健康数据进行采集、管理和分析，多个参与方辅以学习、遵从和反馈，从而达到健康管理目标的交互迭代过程。

eHealth 产业链涉及范围较广，有信息运营商、软件与硬件、IT 服务、医疗器械、医疗与健康管理行业，内容覆盖全面健康信息网络、电子健康记录、远程医疗服务、移动医疗服务和通信，以及越来越多基于 IT 和通信技术的疾病预防、健康监测和生活方式管理的系统和设备。

今后 eHealth 在健康管理领域的发展将进一步数字化、微小化、智能化、微创/无创化，通过为个人和社区开发准确、安全、可靠的可穿戴多参医学传感终端等医疗及健康管理设备，包括新型传感终端的研制开发、微功率智能终端技术、传感监测技术、数据的自适应容错技术、质量控制方案等。

2. **移动健康** 也称 mHealth，是指通过移动设备，如手机、患者监护设备、掌上电脑等无线设备，进行医疗和健康管理。服务内容主要包括医疗信息服务、远程医疗服务、专家预约服务、医疗信息移动化解决方案等，所涉及的主要技术有物联网、可穿戴设备、移动应用程序、大数据、线上到线下。

随着移动电话的普及、手机功能的智能化、居民上网的便捷性与安全性等的日益提升,mHealth 不仅可以实现远程的医疗健康信息的服务,还可以利用有线(如 UBS)或无线(如蓝牙)连接的采集器,实现手机的生理信息采集功能,从而实现远程数据采集、远程监控、疾病跟踪管理、诊断与治疗支持、无缝隙监护与健康管理、患者教育与通知、患者自我管理支持等。mHealth 使偏远地区医疗资源短缺问题的解决变为可能。针对远程用户提供随时随地、不受时间和空间限制的管理服务是其突出的优势。

3. **电子健康档案** 是在健康相关活动中直接形成的具有保存备查价值的电子化历史记录。医院和诊所是其最经典的应用场所。

在发达国家电子健康档案已广为使用,通过计算机为媒介的通信技术促进了患者与临床工作者之间的沟通和互动,患者的数据可以共享和无缝地应用在临床工作中,最终的目标是在不同地点、时间,均可对临床信息进行访问。在我国随着居民个人健康记录信息化、医院患者诊疗记录共享以及个人健康纸质档案的建立,电子健康档案开始建立,但仍未普及。现有的电子档案也存在系统互不兼容无法实现共享等问题。

4. **可穿戴设备** 是指综合运用各类识别、传感、连接和云服务等交互及储存技术,以代替手持设备或其他器械,实现用户互动交互、生活娱乐、人体监测等功能的新型日常穿戴设备,如眼镜、手环、手表、衣服等。可穿戴设备在智能家居和健康医疗信息技术领域已有很多研究和应用。

根据其功能,目前市场上的可穿戴设备主要包括运动健康类(或称健康促进类)和医疗健康类。前者常具有计步、监测心率、监测睡眠和热能计算等功能,技术发展较为成熟,应用较为广泛。后者技术难度大,应用仍较局限,目前国际上较常见的有用于监测和治疗帕金森病的可穿戴设备、无创的糖尿病监测设备、帮助部分失明人士重新看到物体形状和色彩的电极网格等。

5. 人工智能　在医疗健康领域,人工智能应用已经非常广泛。应用场景包括虚拟助理、医学影像、药物挖掘、营养学、生物技术、急救/医院管理、健康管理、精神健康、可穿戴设备、风险管理以及病理学等。

在智慧健康管理方面,虚拟助理应用较为广泛。它包括 Siri 等通用型虚拟助理,也包括专注医疗健康的专用虚拟助理。前者上市时间早,资本支持度高,数据规模大,而后者专用性更强,开发难度更大,监管风险更高。国外用户熟知的医疗健康类虚拟助理是 Babylon Health(伦敦),我国的此类虚拟助理大数医达和康夫子渐露头角。

第五节　健康管理师

健康管理的思路和实践最早出现在美国、英国等发达国家。我国健康管理自 2000 年以来,以健康体检为主要形式开始兴起,2005 年 10 月劳动和社会保障部(现为人力资源和社会保障部)将健康管理师列为第四批正式发布的 11 个新职业之一。同年 12 月健康管理师被纳入卫生行业特有职业范围。2006年起,卫生部(现为卫健委)开展了多期健康管理师的鉴定工作,目前已有数千名健康管理师获得了职业资格证书。2007年,劳动和社会保障部与卫生部共同制定了健康管理师国家职业标准,之后,卫生部职业技能鉴定指导中心组织有关专家编写了健康管理师培训教材及试题库,并承担国家职业资格的鉴定和考核工作,这标志着我国健康管理专业人员的培养正逐步走上正轨。

一、健康管理师工作的场所和领域

目前国内健康管理服务提供体系可由如下两部分组成:一是传统的服务提供体系,主要包括提供医疗级健康管理的医疗卫生服务机构、公共卫生机构、健康教育与促进机构、健康支撑机构(如环境保护水质安全等),特点是以政府主导为主,多数提供的是基本的健康管理以及促进服务;二是新兴的服务提供体系,主要以市场主导型的机构为主,既包括了一些单纯性的健康管理机构,又包括了复合型的健康管理与促进服务机构。

(一)传统的服务提供体系

1. **传统的医疗卫生机构** 传统的医疗卫生机构主要包括医院、基层医疗卫生机构、专业公共卫生机构和其他医疗卫生机构。

2. **传统的专业公共卫生机构** 目前我国提供健康管理与促进服务的专业公共卫生机构主要包括疾病预防控制机构、健康教育机构、妇幼保健机构、采供血机构、卫生监督机构和计划生育技术服务机构。

3. 其他医疗卫生机构　其他医疗卫生机构中提供健康管理与促进服务的医疗机构主要包括疗养院。

（二）新兴的服务提供体系

从 2001 年国内首家健康管理公司注册到现在,以市场自发探索的服务市场逐渐形成,其服务内容也逐渐由原来单纯的疾病管理、档案管理、健康教育等,向整合型（包含知识传播、理念培育、健康调适、亚健康管理、疾病管理、病后康复康养一体、养生保健等）连续性的服务来转变。提供服务的机构范围也从原来的一些体检中心、健康管理公司和健康保险公司等逐步外延。另外,一些企业集团、社会团体也正在通过提供各种形式的健康管理与促进服务,积极进入这一领域,其市场规模正在逐步扩大。

1. 单一性健康管理服务机构　包括健康管理公司、健康保险公司、体检中心、养生馆等。

2. 复合型新兴健康管理与促进服务形式　复合型的健康管理与促进服务形式往往是将营养补充,免疫功能改善与生活方式干预结合在一起,涵盖慢性病与康复人群。

二、职业健康管理师

（一）职业等级

本职业共设三个等级,按照其职业能力由高到低分别是: 三级健康管理师（国家职业资格三级）、二级健康管理师（国家职业资格二级）、一级健康管理师（国家职业资格一级）。

(二)申报条件

1. 三级健康管理师 获得三级健康管理师国家职业资格证书,必须满足两个条件:

(1)符合三级健康管理师申报条件。

(2)三级健康管理师理论知识考试和专业能力考核合格。

2. 二级健康管理师 获得二级健康管理师国家职业资格证书,必须满足三个条件:

(1)符合二级健康管理师申报条件。

(2)二级健康管理师理论知识考试和专业能力考核合格。

(3)二级健康管理师综合评审合格。

3. 一级健康管理师 获得一级健康管理师国家职业资格证书,必须满足三个条件:

(1)符合一级健康管理师申报条件。

(2)一级健康管理师理论知识考试和专业能力考核合格。

(3)一级健康管理师综合评审合格。

(三)培训要求

为全日制职业教育,培训内容根据其培养目标和教学计划确定。培训期限:三级健康管理师,不少于180个标准学时;二级健康管理师,不少于130个标准学时;一级健康管理师:不少于110个标准学时。

(四)资格考试

资格考试分为理论知识考试和专业能力考核。理论知识考试采用闭卷笔试方式或上机操作方式,考试时间不少于 90 分钟。专业能力考核采用现场实际操作方式或闭卷笔试方式,考试时间不少于 60 分钟。理论知识考试和专业能力考核均实行百分制,成绩皆达 60 分及以上者为合格。二级健康管理师和一级健康管理师还须进行相应级别的综合评审,综合评审时间不少于 15 分钟。

三、脑心健康管理师

(一) 设立背景

随着我国人口老龄化进程的加速,慢性病已成为严重威胁国民健康的重要因素,《中国居民营养与慢性病状况报告(2015 年)》显示,因慢性病死亡占总死亡人数的 86.6%,特别是脑卒中,近年来已成为我国国民首位死因,脑卒中复发率、致残率高、死亡率高、经济负担重,近年来发病年龄年轻化趋势明显,已成为严重的医学和公共卫生问题。

国家卫健委于 2009 年启动了脑卒中防治工程,提出了“基层健康管理”的理念,指出“早防早治、健康管理”是脑卒中的防治核心。要做到有效地防治脑卒中,就需从发病前危险因素控制、住院期间治疗及康复、出院后跟踪随访等各阶段进行延续性的、全面性的、全程性的健康管理。充分发挥健康管理在卒中防治中的作用,降低发病率、致残率、复发率、死亡率,国家卫健委脑防委在全国脑卒中筛查与防治基地和高级卒中中心单位开展“脑心健康管理师”培训工作,要求逐步在医院卒中相关科室或病区内设置“脑心健康管理师”一职。脑心健康管理师主要承担卒中高危人群及住院卒中患者的心理、营养、卒中危险因素等综合评估,加强健康管理和专业随访及干预等工作,协助搭建良好的沟通桥梁,一方面通过健康宣教,提高人民群众对卒中的认识,改善卒中高危人群患者的危险因素,降低卒中的发病率。另一方面增强卒中患者对治疗和随访的依从性,达到加强对卒中患者的规范管理,降低卒中复发率、死亡率等的目的。

(二)学员要求

1. 热爱卒中防控事业,具有较强的事业心和责任感,具有较强的语言表达能力、组织沟通能力和协调能力,工作积极、热情。

2. 护理专业,具有 5 年及以上临床护理工作者。

3. 熟练使用计算机及办公软件。

(三)培训内容及资格认证

1. **培训内容**　健康管理师概论、卒中相关疾病基础知识、卒中健康管理、脑心健康管理师职责与工作等讲座及组织相关实践等。

2. **培训考核**　理论考核和实践技能考核。

3. **资格认证**　通过考试者将获得由国家卫健委脑防委颁发的"中国脑心健康管理师"资格证书。

取得资格证书的学员达到相应条件后可继续参加中级和高级"中国脑心健康管理师"培训。

(四)脑心健康管理师的作用

一方面,依托其所在医疗机构的健康体检中心、特需门诊、康复中心等,组织在职或者离退休的专家教授和医护人员,开展健康管理与促进活动,推进包括"健康检测—评估—干预—促进"为核心的"四位一体"服务。另一方面,医院因拥有医术高超的医护人员、先进的大型医疗设备、丰富的病案资料等资源优势,开展连续性、长期性服务,尤其在开展疾病健康管理服务方面发挥专业性与精准性的服务优势,具体工作包括:

1. 针对健康人群和卒中高危人群开展脑卒中防治知识的科普教育工作。

2. 参与脑卒中高危人群筛查与干预项目工作。对住院卒中患者建立电子档案和登记数据。按要求开展出院患者长期跟踪随访工作,维护患者健康管理和随访电子档案,并上传随访记录。

3. 患者住院期间,对患者进行综合评估,根据评估结果给予患者个体化的用药、饮食、营养、心理、康复、护理等方面的指导。加强沟通,建立良好的关系,让患者、家属主动参与诊疗,配合检查、治疗工作。

4. 对患者、家属进行卒中防治知识的健康教育,提高患者对脑卒中防治的认识和重视,提高患者和家属的健康素养。

5. 患者出院后,建立畅通的沟通渠道,为其提供如预防保健、用药咨询、康复指导等综合服务,定期跟踪随访及干预。

6. 组织和参与相关的教学、科研工作。

第三章

健康教育的理论与方法

第一节　健康教育相关的基本概念

在行为和生活方式干预的各种措施中,健康教育是最重要、最常用的干预手段。

一、健康教育的概念

1. **健康教育的定义**　健康教育是指通过有计划、有组织、有系统的社区活动和教育活动,促使人们自觉采纳有利于健康的行为和生活方式,消除或减轻影响健康的危险因素,预防疾病、促进健康和提高生活质量的过程。

2001年健康教育和科学促进联合委员会(the Joint Committee on Health Education and Promotion Terminology)强调健康教育工作是以健全的科学理论为基础,将值得学习的经验提供给公众,以利于其建立健康的生活。世界卫生组织(World Health Organization,WHO)指出,健康教育可通过为个体和公众有意识地、积极地创造学习机会,包括各种形式的信息传播,提高健康素养、健康意识,改良生活方式,并最终改善健康水平。

总之,健康教育的目的是增进个体和群体对健康的认知,增强自我保健意识和自我保健能力,鼓励采取健康的生活方式。改变不健康生活方式是其核心。

2. 卫生宣教与健康教育 传统的卫生宣教与健康教育不同。卫生宣教是指对公众进行卫生知识的传播,对象比较泛化,仅有知识的单向传播,不强调受众信息反馈和效果评价。而健康教育不是简单的信息传播,而是既有调查研究,又有计划、组织和评价的系统干预活动,着眼于促进个人或群体不良行为和生活方式的改变。健康教育在融合医学科学、行为科学、传播学、管理科学等学科理论基础上,已经形成了自己的理论和方法体系。

二、健康促进与健康教育

(一) 健康促进的定义

1986 年 WHO 在渥太华健康促进大会上首先提出健康促进的概念,《渥太华宪章》明确指出:健康促进(health promotion)是促进人们提高和改善自身健康的过程,是协调人类与环境之间的战略,规定个人与社会对健康各自所负的责任,并确定了五个健康促进行动领域,即制定实施公共政策、创造支持性环境、强化社区行动、发展个体技能、调整卫生服务方向。

美国健康教育学家格林认为健康促进是指一切能促进行为和生活条件向有益于健康改变的教育与环境支持的综合体。其中环境包括社会、政治、经济和自然环境,而支持指政策、立法、财政、组织、社会开发等各个系统。

健康促进的目的是促进健康的发展,获得可以达到的最高健康水平,实现健康平等。健康促进的目标在于缩小健康状况的差别,并保障同等机会和资源,以促进所有人能充分发挥健康的潜能,在选择健康措施时能获得支持环境的稳固基础、知识、生活技能以及机会。除非人们有可能控制这些决定健康的条件,否则不能达到他们最充分的健康潜能。

健康促进的主要特点是:涉及整个人群的健康和人们生活的各个方面,而不仅是针对某些疾病或者某些疾病的危险因素;直接作用于影响健康的病因或危险因素的活动或行动;不仅作用于卫生领域,还作用于社会各个领域,健康促进指导下的疾病控制已非单纯的医疗卫生服务,而是多部门多学科多专业的广泛合作;强调个体与组织积极有效的参与。

(二) 健康促进与健康教育

从两者的概念不难看出,健康教育和健康促进有着不可分割的内在联系,同时二者也有显著的区别。

1. 健康教育是健康促进不可缺少的组成部分,与健康促进一样,不仅涉及整个人群,而且涉及人们社会生活的各个方面。在疾病的三级预防中,健康促进强调一级预防,甚至更早期阶段。

2. 健康教育要求人们通过自身认知、态度、价值观和技能的改变而自觉采取有益于健康的行为和生活方式,比较适用于通过改变自身因素就能改变行为的人群;而健康促进则是在组织、政策、法律上提供支持环境,它对行为改变有支持性或约束性。

3. 健康教育是健康促进的核心,健康促进需要健康教育的推动和落实,营造健康促进的氛围。没有健康教育,健康促进将无法开展。而健康教育必须有环境和政策的支持才能逐步向健康促进发展,否则其作用会受到极大的限制。

4. 与健康教育相比,健康促进融客观支持与主观参与于一体,包括健康教育和环境支持。健康教育是个体与群体的知识、信念和行为的改变。

三、健康素养与健康教育

1. **定义**　健康素养(health literacy)是个体获取、理解和利用信息去促进和维持健康的能力。狭义地讲,它是一种能力,主要指个体在医疗环境中有效地应对所需的读、写能力,以及获取信息能力、交流能力、理解能力、对待健康的态度等。

随着对相关研究的深入,目前认为健康素养不只是单纯的知识和技能,而是一个多层次、融合多种素养的内涵体系,分为功能性健康素养、互动性健康素养和评判性健康素养三个层次(表3-1)。这些层次的划分不是依据一般的读写能力,而是依据个体健康行动的自主性大小、参与健康决策及行动的范围和程度。

表 3-1 健康素养三个层次的内涵

项目	功能性健康素养	互动性健康素养	评判性健康素养
定位	知识掌握	能力增强	集体的行动能力
内容	各类知识(如慢性病、传染病、安全、营养、药物等)	问题解决能力、沟通能力、健康决策能力	评判性分析能力
健康信息获得方式	被动接受	主动获取	选择性接受
健康行动范围	个体	个体	社会、社区
对健康影响因素的控制力	较小	中等	较大
健康行动的自主性	较小	中等	较大

2. 健康教育是提高健康素养的有效手段 健康素养与健康结局及卫生支出之间有显著的相关性,研究显示健康素养低给人体健康以及国家卫生系统带来负面影响。健康素养低的结局包括:不良的健康状况、缺乏健康保健知识、对医疗信息理解有偏差、医疗资源使用不合理、依从性低下、住院率高、医疗花费高等。但是,健康素养并不是直接导致上述健康结局,而是通过一系列中间变量影响人们的健康。这些中间变量包括健康和疾病相关的知识、行为和生活方式、预防保健、用药依从性、医患交流情况等。健康教育正是通过改善这些中间变量而有效地提高个体的健康素养,从而改善个体健

康水平的。

四、患者教育

患者教育是指针对特定患病的个体和人群开展的健康教育。随着人口老龄化和慢性病患者的激增,患者教育因其极高的有效性和成本效益性越来越受到重视。它通常是由医疗机构针对到医院接受医疗卫生服务的患者及其家庭的健康相关行为所进行的有组织、有计划、有目的的教育活动。有效的患者教育不仅可以改善患者对疾病的认知,建立良好的健康信念,最重要的是有助于建立疾病的自我管理,并最终达到改善健康结局,因此被认为是慢性病有效控制的基础,也是慢性病患者健康管理的重要内容。糖尿病、高血压、哮喘等的患者教育在国内外开展得最为深入。结构化教育以及健康咨询是患者教育常用形式。

(一) 结构化教育

1. **定义** 结构化教育是指基于患者治疗及心理需求,考虑到患者的教育背景及文化程度,筛选重要的教育内容,有计划、分等级地进行患者教育。大量研究显示了其在改善患者疾病认知、自我管理行为以及疾病控制的有效性,因此被多个糖尿病指南推荐为糖尿病患者教育的首选形式。"结构化"是其突出的特点,强调基于患者需求对教育的内容进行模块化、标准化的设计,以便质量控制和实际操作。

2. **结构化教育的标准** 英国国家卫生与临床优化研究所(National Institute for Health and Care Excellence,

NICE)以及国际糖尿病联盟(IDF)提出的结构化教育标准受到广泛的认可。

IDF 指出,结构化教育应该遵循结构、过程、内容及评价四大方面的标准,即:教育项目的结构方面应明确教育内容开发及实施所需的资源和人员配备要求等;教育过程中应有明确的教育对象,并进行需求评估,明确教学目标、教学计划和实施要求、教育的可及性和对项目的评价等;教育内容方面要基于循证证据,且需基于相关理论为基础;评价方面指的是定期评估结构化教育项目的效果,含心理社会学、行为及临床方面的指标。

NICE 关于结构化教育提出了六大标准:结构化教育项目应基于循证并符合患者的需求;有明确的总体目标及学习目标,帮助患者、家属及照顾者改善其态度、信念、知识及技能以更好地协助患者管理糖尿病;具有一套基于理论指导及循证证据的结构化课程,课程有相应的教学材料,并以书面形式呈现;项目由经过培训的教育者实施,教育者能够理解针对不同年龄及需求的患者提供相应教育的理念,且教育者应该接受项目内容及患者教育相关原则的培训;项目本身应该有质量评价,以确保项目实施的一致性;定期审计项目实施结果。

(二) 健康咨询

1. **定义**　健康咨询是指专业人员运用营养学、医学以及相关学科的专业知识,遵循健康科学原则,采用咨询的技术与方法,为咨询者解答健康问题的医疗服务形式。它也是在日常工作中最常用的健康教育方式,充分发挥专业人员的作用随时解答患者的问题。

2. **健康咨询的 5A 模式** 5A 即询问 / 评估(ask/assessment)、劝告(advice)、达成共识(agree)、协助(assist)、安排随访(arrange follow-up)。5A 模式不是一个理论,而是专业人员有效地提供健康咨询的五个基本步骤(图 3-1)。具体而言:询问 / 评估:应以病情、知识、技能、自信心为主;劝告:提供有关健康危害的相关信息,行为改变的益处等;达成共识:是指根据患者的兴趣、能力,与其一道共同制定双方都可以接受的健康和行为的目标;协助:为患者找出行动可能遇到的障碍,帮助其确定正确的策略、解决问

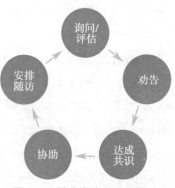

图 3-1 健康咨询的 5A 模式

题的技巧及获得社会支持;安排随访:明确随访的时间、方式与行动计划,最终通过患者自己的行动计划,达到既定的目标。

3. **患者教育的时机**

(1)门诊教育:包括候诊教育、门诊咨询教育、健康教育大课堂等。

(2)住院教育:包括入院教育、住院期间教育、出院教育等。

(3)随访教育:出院后随访。

五、成功的健康教育案例介绍

20 世纪 60 年代开始,欧美国家开始关注健康教育

的意义,进行了一系列具有循证医学价值和临床借鉴意义的研究。以健康教育为主要干预手段改善医疗质量、降低医疗花费的高质量实证研究不胜枚举。本文仅列举有代表性的实例。

1. **北卡累利阿区心脑血管疾病防治示范项目**(the North Karelia project) 北卡累利阿区(North Karelia)位于欧洲的芬兰,为了加强心脑血管疾病防治,课题组通过生活方式干预改变当地居民的饮食习惯(如少食用黄油)、生活环境干预(如劝导戒烟)来降低心、脑血管事件危险因素。最终,居民吸烟率降低了 20%,平均血清胆固醇降低了 1.4mmol/L,平均血压由 147/94mmHg 降低到 143/84mmHg。1977—1985 年,社区居民脑卒中发生率降低到 1.04%,比较 1972 年社区居民脑卒中发生率有大幅降低,1989 年中年男性心脑血管病死亡率比 1972 年降低了 50%。

2. **多危险因素干预试验研究**(multiple risk factor intervention trial,MRFIT) 本研究实施于 20 世纪 70 年代的美国社区,是一项针对 20 个社区的 12 866 名 35~57 岁有高危因素的男性进行的随机对照研究,干预组采取降血压(主要指舒张压)、降血脂、戒烟和低脂饮食等多种危险因素干预,对照组继续接受常规的社区健康服务。10.5 年后的随访结果显示,干预组脑卒中死亡率降低 8.3%,冠心病死亡率降低 10.6%。尤其是在高血压患者中,采取干预措施后 6~8 年,发现其有明显的获益。最终的结论认为,多种因素的干预措施对于高血压患者的长期预后是有意义的。

3. **缺血性脑卒中二级预防依从性注册研究**（adherence valuation after ischemic stroke longitudinal registry, AVAIL）　临床上脑卒中患者二级预防中常常面临一个尴尬，即患者坚持接受二级预防措施的持续时间往往不长。成功的、可持续性的二级预防策略的实施依赖于患者的依从性、医疗系统（如医疗政策、保险体系）和实施体系（给予处方药、信息交流和教育）的支持。

2003 年开始的伴随"跟着指南走 - 脑卒中"（get with the guidelines-stroke, GWTG）进行的缺血性脑卒中二级预防依从性注册研究（adherence valuation after ischemic stroke longitudinal registry, AVAIL）探讨了脑卒中患者出院后二级预防的依从性的问题。该研究入选 2 888 例确诊为缺血性脑血管病包含短暂性脑缺血的人群，监测了患者持续性日常生活习惯，包括抗血小板治疗药物、华法林、降压药物、降脂药物及糖尿病药物在出院后 3 个月内的应用状况，以及不能持续依从的原因。结果发现：药物依从性与多因素相关，包括患者、医疗单位、护理者作用。通过对 AVAIL 研究的分析，我们可以使用这些观察研究的结果来发展和评估二级预防策略，减少再发的风险。

4. **协同治疗预防血栓复发事件再发研究**（preventing recurrence of thromboembolic events through coordinated treatment, PROTECT）　在 2001—2003 年进行的协同治疗预防血栓复发事件再发研究（preventing recurrence of thromboembolic events through coordinated treatment, PROTECT），关注了患者在院期间改进医护人

员的工作行为和服务内容来改善药物和行为规范依从性的研究。医护人员在动脉粥样硬化引起的缺血性卒中或 TIA 患者出院后书写患者资料、初级护理信息交接、在 2 周和 4 周时分别进行电话联系。然后记录了 3 个月的临床预后信息,包括血管事件(TIA、心肌梗死、卒中)的发生率,结果健康教育干预组血管事件再发率是 8.4%;对照组是 22.0%,经过校正后发现出院后 3 个月干预组对比对照组有良好的预后,应该与健康教育干预相关。

5. 南伦敦城市中心研究(The South London inner-city study) 近年来健康教育逐步细化,南伦敦城市中心研究提出,越严重的患者对药物医疗依从性越差。AVAIL 研究提出残疾与 54% 依从性相关,并且独立于护理人员的影响。这些被认为应该保守治疗的重症患者,由于不可能依从药物治疗的方法,药物治疗可以取消。对于残疾患者的关注应该被提上日程,虽然这些患者建立复杂的良好生活方式是困难的,但是却是十分重要的,我们不能简单地将用于普通人群的方式强加给这些人群,而是需要强化护理的效应。对于残疾患者的护理是很重要的,因为这些患者往往是再发脑梗死的高危人群。

第二节 健康教育相关理论

健康是公民的责任,更是每个人的资源。健康受生物遗传因素、自然环境、卫生服务、行为与生活方式等多种因素的影响。其中,行为和生活方式因素的影响最大,占所有健康影响因素的 60%。因此,健康管理是否有效,主要依赖于服务对象行为改变的程度。

一、健康相关行为

健康相关行为(health related behavior)指人类与健康/疾病有关的行为。按其对行为者自身和他人的影响,可分为促进健康行为(health-promoted behavior)和危害健康行为(health-risky behavior)。促进健康行为是客观上有益于健康的,而危害健康行为是客观上不利于健康的。

(一)促进健康行为

促进健康行为可分为五类。

1. **基本健康行为** 指一系列日常生活中基本的健康行为,如积极的休息与睡眠、合理营养与平衡膳食等。

2. **预警行为** 预防事故发生以及事故发生后如何处置的行为,如驾车系安全带、火灾发生后自救等。

3. **保健行为** 指合理、正确使用医疗保健服务以维护自身健康的行为,如预防接种、定期体检等。

4. **避开环境危害行为** 环境危害既指环境污染,也指生活紧张事件。

5. **戒除不良嗜好行为** 不良嗜好主要指吸烟、酗酒和吸毒。

20 世纪 60 年代末,美国加州大学对近 7 000 名成年人进行了为期 5 年半的追踪研究,发现几种简单而基本的行为对健康状况有明显的促进作用。它们包括：三餐正常，不吃零食；每天吃早餐；每周 2~3 次适量运动；每天睡眠 7~8 小时；不吸烟；保持正常体重；不饮酒或少饮酒。

(二) 危害健康行为

危害健康行为主要有致病性行为和不良生活方式两种。不良生活方式是社会和文化背景的一种复合表达，是一组持久的习以为常的对健康有害的行为模式，其对机体的作用可表现为潜伏期长、特异性差、联合 (协同) 作用强、易变性大、广泛存在等特点。

(三) 行为与生活方式的分类

WHO 将行为与生活方式归结为良好的和不良的两类，前者包括心胸豁达情绪乐观，劳逸结合坚持锻炼，生活规律与善用闲暇，营养适当防止肥胖，戒除烟草饮酒适量，家庭和谐适应环境，与人为善自尊自重，爱好清洁注意安全八个方面，后者包括吸烟、酗酒、服药不适当、体力活动少、饮食高热量多盐、轻信巫医、社会适应不良、生活节律破坏八个方面。1992 年在国际心脏病会议上通过的《维多利亚宣言》中也明确了健康的四大基石 (四项行为) 为：戒烟限酒、合理营养、适量运动、心理平衡。

二、健康相关行为改变的理论

健康相关行为改变是一个复杂的过程，目前各国学者提出的比较成熟的理论有"知、信、行"模式和健康信念模式。

(一) 知、信、行模式(KAP 模式)

该理论认为:"知"即知识和学习是基础;"信"即信念与态度是动力;"行"即行为改变是目标。它们之间的关系可以用 KAP 模式来表示:

K ──────→ A/B ──────→ P

knowledge　　attitude/belief　　practice

知　　　　　信　　　　　行

例如,吸烟作为个体的一种危害健康的行为已存在多年,并形成了一定的行为定式。要改变吸烟行为,使吸烟者戒烟,首先需要使吸烟者了解吸烟对健康的危害、戒烟的益处以及如何戒烟的知识,这是使吸烟者戒烟的基础。具备了知识,吸烟者才会进一步形成吸烟有害健康的信念,对戒烟持积极态度,并相信自己有能力戒烟,这标志着吸烟者已有动力去采取行动。在知识学习、信念形成和态度转变的情况下,吸烟者才有可能最终放弃吸烟。

(二) 健康信念模式(health belief model, HBM)

健康信念模式基于信念可以改变行为的逻辑推理,是目前用以解释和干预健康相关行为的重要理论模式。该模式综合需要动机理论、认知理论和价值期望理论。指人们通过自身的实践或他人的实践经验,或是接受他人的劝告,而激发内在的动机,相信自己有能力改变不健康的行为并获得预期的结果,即实现了"自我效能"。

在健康信念模式中,健康信念的形成主要涉及以下几个方面(图 3-2):

1. **知觉到危害性** 知觉某种疾病或危险因素的生

理、心理及社会后果。

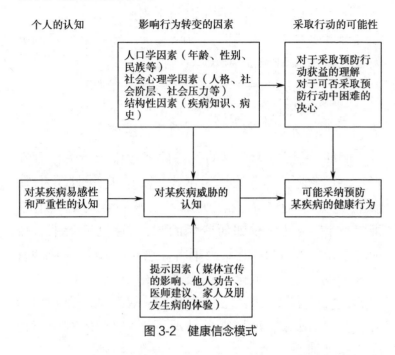

图3-2　健康信念模式

2. **知觉到易感性**　知觉自己有可能成为该疾病或危险因素的受害者。

3. **知觉到效益(行为效果期望)**　确信采纳某种预防保护行为对避免该效果的有效性。

4. **知觉到障碍**　对实现预防保护行为可能遇到的种种障碍有思想准备,且认为有克服的办法。

5. **知觉到自我效能**　自我效能指个体对自己组织、执行某特定行为并达到预期结果的能力的主观判断。即个体对自己有能力控制内、外因素而成功采纳促进健康行为并取得期望结果的自信心、自我控制能力。

如果健康管理师能够针对性的在上述几个方面帮助被管理者,就有可能促使其实现改变不良行为的目的。

三、行为改变的阶段变化理论

人类行为的建立和改变都不是一蹴而就的。行为改变的阶段变化理论指出:人的行为变化实际上是一个连续、动态的过程,人们采取和放弃某种行为的实质是一个决策过程,而且每个做出行为改变的人都有不同的需求和动机。

1. **行为变化阶段**　该理论认为行为变化经过五个阶段:无打算阶段、打算阶段、准备阶段、行动阶段和行为维持阶段。处在各阶段人的行为和心理特点不同(表 3-2)。对于成瘾者,还有第六阶段,即终止阶段。

表 3-2　行为改变阶段模式各阶段中人的行为及心理特点

阶段	行为特点	心理特点
无打算	未来 6 个月无改变自己的行为的考虑,或是有意坚持不改变	未考虑自身问题行为的后果,或觉得浪费时间,或认为没有能力来改变,或曾尝试,但失败后丧失信心,不打算参加健康教育项目
打算	未来 6 个月内考虑对自己的行为做出改变	意识到问题行为存在,以及改变行为可能带来的益处,但是也十分清楚所面临的困难与障碍,处于一种矛盾心态

阶段	行为特点	心理特点
准备	将于未来 30 天内,开始改变行动	在过去一年里已经有所行动或对所采取的行动已有打算
行动	过去 6 个月内,目标行为已有所改变	行为的改变需符合足以降低疾病风险的程度,如没有达到这一程度,则仅可称为行动而非行为改变
行为维持	坚持健康行为 6 个月以上,达到了预计的健康目标	努力防止旧行为复发,但其对抵制诱惑已比较自信
终止(只有成瘾性行为才有此阶段)	坚持健康行为,确保不再回到过去的不良行为习惯中	尽管可能会有沮丧、焦虑、无聊、孤独、紧张甚至愤怒等体验,但对行为改变的维持有高度的自信心,可抵抗诱惑

2. 行为变化过程 在每一阶段中以及从一个阶段过渡到下一个阶段时,人们都会有不同的认知层面和行为层面的变化历程。

(1) 从"无打算"到"打算"阶段:人们需要经历 3 个认知层面的变化历程。①意识唤起:发现和学习新事实、新思想,向行为健康方向努力;②情感唤起:对原有的危害健康行为经历焦虑、恐惧的情感体验,知觉到如果采取适当的行为,可减低不良行为的负面影响;③环境再评价,即在认知和情感上对危害健康行为对社会环境产生的影响进行评价,如意识到吸烟对他人健康的影响。

(2) 从"打算"到"准备"阶段:人们在认知层面上进行了"自我再评价",即在认知和情感上进行危害健康行为的自我评价,认识到行为改变的重要性。

(3)从"准备"到"行动"阶段:人们在认知层面进行了"自我解放"和"社会解放"。"自我解放"指在建立行动信念的基础上作出要改变行为的承诺;"社会解放"指意识到有一个尊重个人及有利于健康的社会环境在支持健康行为。

(4)从"行动"到"行为维持"阶段:人们在行为层面经历了4个变化历程。对抗条件发射:认识到危害健康行为的危害,学习一种健康行为取代它;强化管理:增加对健康行为的奖赏,反之实施处罚;刺激控制:消除诱发危害健康行为的因素,增加有利行为向健康方向改变的提示;求助关系:向社会支持网络寻求支持。

四、危害健康行为的干预和矫正

为达到行为改变的目的,必须对不良行为生活方式进行干预。常用方法有:

(一) 个体行为的矫正

个体行为矫正指的是按照一定的期望,在一定条件下采取特定的措施,促使矫正对象改变自身特定行为的行为转变过程。行为矫正更注重人们在行为改变过程中的自觉投入。矫正对象是行为改变的参与者,而不是消极的行为受限者。

行为矫正的常用方法,包括厌恶疗法、激励疗法、示范疗法、强化疗法等。

(1)厌恶疗法:主要用于戒除和限制一些不利健康的行为和一些偏态、变态行为,如吸毒、吸烟、酗酒等。

（2）激励疗法：是一种以奖励、鼓舞为手段矫治行为的措施，用物质或精神犒赏对象，促使其以积极的情绪和勇气去克服异常行为。

（3）示范疗法：以同类人克服不良行为为榜样，既起到鼓励的作用，又起到示范性的指导作用。

（4）强化疗法：当矫正对象表现出有益于健康的行为时，对矫正对象施以正面强化，以断定和巩固健康行为。

（二）群体行为的干预

在促使某一特定人群形成健康行为、转变危险行为的过程中，运用群体综合干预的手段最为有效。其具体的干预机制包括：①开发领导；②动员群众参与；③培养骨干；④利用舆论与规范的力量；⑤应用竞争机制；⑥评价与激励。

第三节　健康教育项目的设计

健康教育旨在改变个体或群体不健康的行为，是一个复杂的系统工程。这就要求在策略、内容、方法上要有良好的规划和设计。健康教育项目良好的设计是成功实施以及达到预期目标的基础。健康教育设计与实施的基本步骤包括评估与诊断、计划、实施、监测与评价。

一、评估与诊断

指通过系统的调查和测量，收集各种有关事实资料,并对这些资料进行分析和整理,确定或推测与此健康问题有关的行为和行为影响因素,以及资源可得情况的过程。

健康教育诊断的内容包括:社会诊断、流行病学诊断、行为诊断、教育诊断、环境诊断、管理和政策诊断等。健康教育诊断是确定健康教育目标、策略和方法的依据,是健康教育活动成功与否的第一个关键。

二、计划

1. **明确优先项目**　通过健康教育诊断,往往发现社会的健康需求是多方面、多层次的,必须选择优先项目以求用最少的投入获得最佳的效益。优先项目要能真实地反映群众最关心的、关键性的、预期干预效果最好的、所用的人力和资金相对较少的健康问题。

确定优先项目应遵循重要性原则、可变性原则、可行性原则等。

2. **确定项目目标**　目标是项目执行和效果评价的依据。一旦确定了优先项目,就需要确定该项目的总体目标和具体目标。总体目标指项目最终的预期结果,具有宏观性、远期性的特点。具体目标是总体目标的具体体现,用量化的指标来描述,必须能够回答4个"W"和2个"H":

- Who——服务对象是谁?
- What——实现什么变化?
- When——在多长时间内实现这些变化?
- Where——在哪里实现这些变化?
- How much——变化程度有多大?

● How to measure——如何测量这些变化?

3. **完善项目实施计划**　一个完整的健康教育计划的内容应包括：①确定干预的目标人群；②确定干预策略，如教育策略、社会策略、环境策略及资源策略等；③确定干预场所及活动日程；④构建教育课程及相关资料；⑤确定干预活动的组织网络和工作人员队伍。

三、实施

在制定了完善的健康教育计划后即可付诸实施。实施过程中应注意采用适当的策略。

1. 首先请示领导，得到管理者的支持，协调各界力量，创造执行计划的良好内、外环境。

2. 认真做好健康教育者的培训，在具体实施过程中注重学习者的参与，营造良好的学习环境。教学应从简单到复杂，一次内容不宜过多，适当安排动手和实操，随时收集反馈。

3. 实践中及时总结工作，注重培养典型，交流、推广好的经验，以点带面。

四、监测与评价

健康教育的质量控制和效果评价是保证项目顺利进行的重要措施，它贯穿于计划的始终，是一切健康教育项目不可缺少的有机组成部分。

为保证评价结果的科学性和说服力，通常采用对照实验或准实验评价设计类型和随机选择研究对象的方法。评价的常用指标包括：卫生知识知晓率、信念(态度)形成率、行为流行率(如吸烟率)、行为改变率(如戒烟率)、疾病指标控制率(如糖化血红蛋白控制的达标率)、效果和效益等。

第四节 脑卒中防治中的健康教育策略

脑卒中作为多种病因和危险因素导致的慢性疾病,对各种已知的、可改变的病因和危险因素的有效防治是其防治的重点。这些可改变的病因和危险因素通常与不健康的生活方式和自我管理行为密切相关。健康教育作为一项投入少、产出高、效益大的保健措施,是促使脑卒中患者和高危人群改变不良生活方式、提高自我保健意识的重要渠道。

一、主要策略

1. 加强公众宣传,使人们了解脑卒中的严重危害,引起足够的重视。

2. 积极对脑卒中的主要危险因素和诱发因素进行有针对性的健康教育干预。

3. 使人们了解脑卒中的主要症状,能够及早识别卒中并正确应对。

二、主要内容

脑卒中患者健康教育的主要内容包括以下四个方面:

1. 指导脑卒中患者和高危人群了解自己的血压 有高血压病史的人应该经常测量血压,以便了解自己的血压变化、服药效果,以及是否需要调整药物或剂量等。无高血压病史的中年人和小于35岁但有高血压家族史者,也应该每半年至1年测量血压1次。一旦确诊为高血压后,应立即开始非药物生活调理或药物治疗,并要持之以恒。

2. 指导脑卒中患者和高危人群定期体检 40岁以上的人群定期体检是非常必要的保健措施。一般每年检查1次为宜。可了解自己的心脏功能有无异常,特别是有无房颤或缺血性改变。同时也应检测血糖(包括餐后血糖或糖耐量检测)和血脂水平,发现异常后应立即积极治疗。

3. 指导脑卒中患者和高危人群改变不健康的生活方式 不健康的生活方式包括:体力活动过少、休息时间不规律、膳食营养成分摄入不合理、吸烟和大量饮酒等。要教育人们注意采用健康的生活方式,多参加一些体育锻炼活动,注意劳逸结合。多吃一些含纤维素较高的食物,如蔬菜、水果、谷、薯、豆类等,少吃盐和高脂饮食。下决心彻底戒烟,否则不但害己,而且影响他人的健康。饮酒要适度,不能过量。

4. 指导脑卒中患者和高危人群了解以下脑卒中预警症状 如果在急性缺血性脑卒中要获得良好的预后,首先应识别脑卒中的发生。数据显示公众对卒中预警征象的相关知识仍然十分匮乏。

2004年,美国北卡罗来纳大学医学院为帮助公众快速识别脑卒中并实施院前急救,设计并提出了"FAST"宣传活动,直至今日仍然在全世界流行。

"FAST 口诀"作为判断脑卒中的预警信号,用通俗的中文来表达即"面瘫/口角歪斜(face),肢体无力(arm),言语不清(speech),迅速求助(time)"。

在 2008 年之前,脑卒中 5 个"突然"的预警征象在公众教育活动中被广泛应用。88% 的脑卒中与 TIA 患者会表现出面部及肢体无力,以及言语困难等一个或多个症状。一项研究表明,首次接受脑卒中教育的对象,100% 仍可在 3 个月后记住面瘫和言语不清是脑卒中的预警征象,98% 的受教育对象能够回忆起肢体无力或麻木。但不管上述结果如何,有效的公众教育仍需要不停地重复才能产生持续的影响。

(1)突然的颜面部、肢体的麻木或无力,尤其是在身体的一侧。

(2)突然不能说出物体的名称,说话或理解困难;或视物成双。

(3)突然单眼或双眼视物不清。

(4)突然步态不稳,头晕,伴有恶心、呕吐,肢体失去平衡或不协调。

(5)突然不明原因地出现没有经历过的严重头痛,可有恶心、呕吐。

以上症状的持续时间可能短到几秒。但不论时间长短,只要发生以上症状,就应及时就医,甚至通过"120"进行紧急救治。

三、脑卒中一级预防的健康教育

(一) 血管危险因素的管理

1. 应该定期测量血压 建议高血压者应该积极改进生活方式,控制危险因素,进行个体化药物治疗(Ⅰ类证据,A级推荐),建议目标值是 120/80mmHg。

2. 定期测量血糖 推荐改进生活方式,并进行个体化治疗,如同时存在其他高危因素时应该强化治疗。

3. 定期测量血胆固醇 高者予以改变生活方式或他汀类药物治疗。

4. 戒烟、避免大量饮酒;建议低盐、低饱和脂肪酸饮食,多进食水果、蔬菜及富含纤维素食物;BMI 指数高者应减肥;不推荐抗氧化维生素补充;不建议激素替代疗法。

(二) 抗栓治疗

1. 建议>45 岁的没有脑出血风险且胃肠耐受性好的女性患者,服用低剂量阿司匹林,但是其作用有限(Ⅰ类证据,A级推荐),且在男性不能降低脑梗死风险。不建议使用阿司匹林以外的抗血小板药物。

2. 瓣膜性房颤中高危(CHA2DS2-VASC 评分 ≥ 2)且出血性并发症风险较低的患者,推荐长期口服华法林抗凝治疗(国家标准化比值 INR 目标值范围 2~3 ;ⅠA级推荐)。

3. 非瓣膜性房颤中高危(CHA2DS2-VASC 评分

≥2）且出血性并发症风险较低的患者,推荐口服抗凝药物治疗（Ⅰ类证据,A级推荐）。选择包括华法林（INR目标值范围2~3;A级推荐）、达比加群、利伐沙班及阿哌沙班（B级推荐）;非瓣膜性房颤、CHA2DS2-VASC评分=1且出血性并发症风险较低的患者,可以考虑进行抗凝或阿司匹林治疗（Ⅱb类证据,C级推荐）。

4. 非瓣膜性房颤、CHA2DS2-VASC评分=0的患者,无需抗栓治疗（Ⅱb类证据,B级推荐）。

（三）颈动脉狭窄的手术治疗

在缺血性脑卒中的患者中,大约22%是由于颅外段颈动脉狭窄或闭塞所导致。因此,针对颈动脉狭窄的治疗非常重要,除前述血管危险因素的管理之外,颈动脉内膜剥脱术（carotid endarterectomy,CEA）、颈动脉支架置入术（carotid artery stenting,CAS）对缺血性脑血管病的预防作用也逐渐受到重视。当然,手术治疗的开展需要严格把握适应证,按照相关诊疗指南或规范进行,术后仍需继续加强血管危险因素的管理。

四、脑卒中二级预防的患者教育

（一）脑卒中二级预防的重要性

近10年来随着大量有关脑卒中二级预防的随机对照试验（RCT）研究结果的公布,脑卒中二级预防在脑卒中复发预防中的有效性得到公认,通过有效的二级预防,能够明显降低脑卒中再发,减少死亡率。因此,脑卒中发生后的二级预防策略应该被及时展开并长期持续,但是临床研究显示在实际工作中患者二级预防的依从性堪忧。所以,针对脑卒中二级预防的患者教育十分重要。

(二)脑卒中二级预防的主要内容

1. 高危因素干预 糖尿病、高血压、血脂、代谢综合征的控制。

2. 大动脉粥样硬化的干预 包括症状性颅外颈动脉疾病、颅外椎 - 基底动脉疾病、颅内动脉硬化的控制。

3. 心脏性栓塞的药物性干预 包括房颤和心肌病的控制。

(三)提高脑卒中二级预防依从性的策略

为了改善脑卒中二级预防的依从性,可以采取多种形式、综合内容的健康教育。

1. 院前社区健康教育 通过多种方式组合的社区健康教育方式,有利于提高对脑卒中二级预防干预措施实施的依从性,可以加强社区人群干预的效果。在斯坦福五城市社区干预的研究中,创新性地提出了自我效能的问题,即通过提高患者疾病管理的自信心,可以促进其主动加强二级预防,最终取得良好的效果。

2. 医院门诊多种形式的健康教育 包括候诊教育、门诊咨询教育、门诊健康教育大课堂等。

3. 住院健康教育 包括入院教育、病房教育、出院教育等。研究显示,在院期间医师、护士对卒中患者进行卒中相关知识的健康教育(劝导戒烟、控制血压、降低胆固醇、减肥)的效果,结果发现健康教育可以改善脑卒中的二级预防,减少脑卒中再发;医师干预组与护士干预组相比,干预效果没有明显差异。

4. **出院后持续的随访**　通过脑卒中诊疗机构、医院协调员、家庭医师组成的综合治疗随访模式,在脑卒中患者出院后提供系统的健康教育和咨询服务,提高卒中患者对二级预防措施的依从性,改善脑卒中患者的预后。

第四章

脑卒中患者及高危人群的生活方式管理

第一节　膳食指导

一、平衡膳食与中国居民膳食指南

（一）平衡膳食

1. 平衡膳食的概念　平衡膳食也称为合理膳食，指膳食所提供的能量及营养素在数量上能满足不同生理条件、不同劳动条件下用膳者的要求，并且其中各种营养素之间比例适宜的膳食。合理营养是通过平衡膳食实现的。

2. 平衡膳食的基本原则

（1）膳食中供给的能量和各种营养素要充足适量：中国营养学会 2000 年公布的膳食营养素参考摄入量（DRIs）中确定了不同人群膳食中能量和各种营养素的推荐摄入量和参考摄入量，可作为个体膳食营养素摄入量的目标。

（2）各种营养素之间的比例要平衡：各类食物的营养价值不同，任何一种天然食物都不能提供人体所需的全部营养素。因此，适宜的膳食必须由多种食物组成，各类食物在膳食中应占适当的比例，合理调配，组成平衡膳食。通常将食物分成五大类：谷薯类、肉禽蛋鱼奶类、大豆及其制品、蔬菜水果类、油脂类。这五大类食物均应按需适量摄取，在各类食物中应尽可能地选择不同的品种，以达到食物多样化和营养素供给平衡的目的。

（3）食物的烹调加工要合理，食物要清洁卫生：食物经过烹调加工，可以改善色、香、味等感官性状，同时促进营养成分分解，使其更容易被人体消化吸收。烹调加热还能杀灭食品中存在的有害微生物和寄生虫卵，提高食品的安全性。但烹调过程也会造成某些营养素的破坏和损失，降低食物的营养价值。

食物烹调时营养素的损失虽然不能绝对避免，但有可能设法减少。减少营养素烹调损失的措施如：

1）淘米时不要用力搓洗。煮饭时尽量不丢弃米汤。

2）熬粥和制作面食时不要加碱。

3）蔬菜应先洗后切，切好后要尽快烹调。炒菜时宜用急火快炒，现炒现吃，避免重复加热。

4）烹调时加入适量淀粉，除了使汤汁浓厚外，还对维生素 C 有保护作用，可减少其氧化破坏。

5）尽量用铁锅，避免使用铜制炊具。

（4）一日三餐分配要合理：各餐能量的分配要适应人体的生理状况和工作需要，三餐定时定量，比例合适。一般早、中、晚的能量分别占一日总能量的 30%、40%、

30%为宜。幼儿和中小学生可适当增加进餐次数。

(二)中国居民膳食指南

中国营养学会推荐的我国居民膳食指南可简明扼要地被概括为以下8条。

1. 食物多样化,谷物为主,粗细搭配。

2. 多吃蔬菜、水果和薯类。

3. 每天吃奶类、大豆及其制品。

4. 常吃鱼、禽、瘦肉和鸡蛋,少吃肥肉和荤油。

5. 食物和体力活动要平衡,保持适宜体重。

6. 吃清淡少盐的膳食。

7. 饮酒应限量。

8. 吃清洁卫生、不变质的食物。

(三)减盐、减油、减糖

1. **意义**　高盐、高糖、高脂等不健康饮食是引起肥胖、心脑血管疾病、糖尿病等慢性疾病的危险因素。2016年全球疾病负担研究结果显示,饮食因素导致的疾病负担占15.9%,已成为影响人群健康的重要危险因素。2013年世界卫生组织建议人均每日食盐摄入量不高于5g。《中国居民膳食指南(2016)》建议成年人每日食用油摄入量25~30g。2019年国务院发布的《健康中国行动(2019—2030年)》特别指出减盐、减油、减糖(具体标准见表4-1)。

2. **推荐标准**　提倡人均每日食盐摄入量不高于5g,成年人人均每日食用油摄入量25~30g,人均每日添加糖摄入量不高于25g(添加糖指人工加入食品中的、具有甜味特征的糖类,以及单独食用的糖,常见有蔗糖、果糖、葡萄糖等),蔬菜和水果每日摄入量不低于 500g,每日摄入食物种类不少于 12 种,每周不少于 25 种;成年人维持健康体重,将体重指数(BMI)控制在 18.5~24kg/m^2;成年人男性腰围小于 85cm,女性小于 80cm。

表 4-1　减盐、减油、减糖推荐标准表　　　单位:g

减盐、减油、减糖	推荐标准
人均每日食盐摄入量	≤ 5
成年人人均每日食用油摄入量	25~30
人均每日添加糖摄入量	≤ 25

3. 日常实施的技巧

(1)少吃肥肉、烟熏和腌制肉制品,少吃高盐和油炸食品,控制添加糖的摄入量。足量饮水,成年人一般每天 7~8 杯(1 500~1 700ml),提倡饮用白开水或茶水,少喝含糖饮料。

(2)避免吃油腻食物和油炸食品,少吃零食和甜食,不喝或少喝含糖饮料。进食有规律,不要漏餐,不暴饮暴食,七八分饱即可。

(3)家庭建议使用健康"小三件"(限量盐勺、限量油壶和健康腰围尺),提高普及率。

(四)平衡膳食健康教育技巧

1. 利用中国居民平衡膳食宝塔　中国居民平衡膳食宝塔(2016)是根据《中国居民膳食指南(2016)》结合中国居民的膳食结构特点设计的,它把平衡膳食的原则转化成各类食物的重量,并以直观的宝塔形式表现出来,便于群众理解和在日常生活中实行。

平衡膳食宝塔共分五层,包含我们每天应吃的主要食物种类。宝塔各层位置和面积不同,这在一定程度上反映出各类食物在膳食中的地位和应有的比重。把宝塔每一层的成分相加,基本等于一个人一天的食物用量。不要长期少一层,也不要长时间食入过多某一层,均衡就是健康。

第一层:谷薯类 250~400g,水 1 500~1 700ml。这一层主要提供碳水化合物和人类生存最重要的水。谷类食物指米和面做的精粮,也包括豆类、薯类这样的粗粮。最好做到每日粗粮、细粮各一半。杂豆中有一半是淀粉,可以代替部分主食,同时杂豆中有一些氨基酸,如赖氨酸,和谷物一起食用时可以弥补谷物中赖氨酸的不足。这一层的食物一般作为主食,每日 250~400g(5~8两,1 两 =50g),分三餐食用。

第二层:蔬菜类 300~500g,水果类 200~350g。这一层主要提供维生素、矿物质和膳食纤维。蔬菜尽量选择绿叶菜,品种多样。豆腐、土豆、蘑菇等所含的营养成分与绿叶菜不同,不能等同于蔬菜。烹调蔬菜最好采用凉拌、清炒的方法。每天要多吃几种水果,保证达到总量4~7两,果汁不能代替鲜果。

第三层:畜禽肉 40~75g,水产品 40~75g,蛋类 40~50g。这一层主要补充蛋白质、脂肪、磷脂。畜禽肉类尽量选择瘦肉,鱼、禽、蛋和瘦肉摄入要适量,每周吃鱼280~525g,畜禽肉 280~525g,蛋类 280~350g,平均每天摄入总量 120~200g,优先选择鱼和禽。吃鸡蛋最好吃整蛋,不弃蛋黄,一个普通鸡蛋 50~60g,蛋黄里的胆固醇约 300mg。少吃肥肉、烟熏和腌制肉食品。

第四层:奶及奶制品 300g,大豆及坚果类 25~35g。这一层主要补充蛋白质、矿物质和必需脂肪酸。大豆富含优质蛋白质,宜经常吃豆制品。坚果每日吃一些,但要适量。

第五层:盐<6g,油 25~30g。油最好选择橄榄油或茶籽油。减少油炸、油煎食品。

2. "十个网球原则"和"四个一" 膳食指导中简单易行尤为重要。"十个网球原则"和"四个一"的膳食指导方法是由中国工程院院士王陇德教授提出的,尤其适合中老年人要把握的膳食结构与数量。

"十个网球原则":即肉类每天不超过 1 个网球,主食相当于 2 个网球(4~5 两主食),要保证 3 个网球的水果,不少于 4 个网球的蔬菜。

"四个一":即每天 1 个鸡蛋、1 斤牛奶、1 小把坚果、1 副扑克牌大小的豆腐。

二、膳食处方

采用营养学的基本方法编制的膳食处方可以为个体提供更加个性化的膳食建议,尤其适用于对营养有特殊需求的人群。

(一)编制原则

1. 保证营养平衡。

2. 根据当时、当地食品供应情况和用膳者的经济条件,尽可能选择多样食物进行调配。

3. 烹调方式应使食物具有良好的色、香、味,并且容易消化吸收,营养素损失较少。尽量适应用膳者的饮食习惯和特殊需要。

4. 根据用膳者的劳动和生活规律安排进餐的次数和时间。

(二) 编制步骤

1. **确定管理对象全日能量供给量** 能量是维持生命活动正常进行的基本保证。一般采用以下两种方法确定管理对象全日能量供给。

(1) 能量需要量查表法:参照膳食营养素参考摄入量(DRIs)中能量的推荐摄入量(RNI),根据管理对象的年龄、性别、身高、现实体重、劳动强度等确定每日所需的总热量。例如办公室的男性职员按轻体力劳动计算,其能量供给量为 10.03MJ(2 400kcal),中等体力活动的男性,每日所供给能量标准为 11.29MJ(2 700kcal)。

(2) 能量需要量计算法

1) 计算标准体重:标准体重(kg)= 身高(cm)−105。

2) 计算每日需要总热量:根据标准体重及工作性质每日每千克体重需要总热量按休息者 20~30kcal(1cal=4.184J)、轻体力劳动者 25~30kcal、中等体力劳动者 30~35kcal、重体力劳动者 35~40kcal 计算。

2. **计算三大营养素全日应提供的能量** 能量的主要来源为蛋白质、脂肪和碳水化合物,为了维持人体健康,这三种营养素占总能量的比例应适宜。一般蛋白质占 10%~15%,脂肪占 20%~30%,碳水化合物占 55%~65%。

如某人每日能量需要量为 2 700kcal,若三种产能营养素占总能量的比例分别为蛋白质占 15%、脂肪占 25%、碳水化合物占 60%。则各提供能量如下：

蛋白质：2 700kcal × 15%=405kcal

脂肪：2 700kcal × 25%=675kcal

碳水化合物：2 700kcal × 60%=1 620kcal

3. **计算三种能量营养素每日需要量** 根据三大产能营养素的能量供给量计算系数，即 1g 蛋白质产生的能量为 4.0kcal，1g 脂肪产生的能量为 9.0kcal，1g 碳水化合物产生的能量为 4.0kcal，可算出三种能量营养素需要量如下：

蛋白质：405kcal ÷ 4kcal=101g

脂肪：675kcal ÷ 9kcal=75g

碳水化合物：1 620kcal ÷ 4kcal=405g

4. **计算三种能量营养素每餐需要量** 根据三餐的能量分配比例计算出三大营养素的每餐需要量。一般一日三餐的分配比例为：早餐占 30%，午餐占 40%，晚餐占 30%。则早、中、晚三餐各需要摄入的三种能量营养素数量如下：

早餐：蛋白质 101g × 30%=30g

脂肪 75g × 30%=23g

碳水化合物 405g × 30%=122g

中餐：蛋白质 101g × 40%=40g

脂肪 75g × 40%=30g

碳水化合物 405g × 40%=162g

晚餐：蛋白质 101g × 30%=30g

脂肪 75g × 30%=23g

碳水化合物 405g × 30%=122g

5. **主、副食品种和数量的确定** 已知三种能量营养素的需要量,根据食物成分表可以确定主食和副食的品种和数量。

(1)确定主食品种、数量:由于谷薯类是碳水化合物的主要来源,因此主食的品种、数量主要根据各类主食原料中碳水化合物的含量确定。以北方的早餐为例,若以小米粥和馒头为主食,并分别提供20%和80%的碳水化合物,查食物成分表得知,每100g小米粥含碳水化合物8.4g,每100g馒头含碳水化合物44.2g,则

所需小米粥重量 =122g×20%÷(8.4/100)=290g

所需馒头的重量 =122g×80%÷(44.2/100)=220g

(2)副食品种、数量的确定,计算步骤如下:

1)计算主食中含有的蛋白质重量。

2)用应摄入的蛋白质重量减去主食中蛋白质重量,即为副食应提供的蛋白质重量。

3)设定副食中蛋白质的2/3由动物性食物供给,1/3由豆制品供给,据此可求出各自的蛋白质供给量。

4)查表并计算各类动物性食物及豆制品的供给量。

5)设计蔬菜的品种和数量。

6)确定纯能量食物的量。

6. 评价与调整食谱。

7. 制作营养餐。

膳食计算法示例:

患者男性,60岁。办公室工作(轻体力劳动),身高170cm,体重70kg,患糖尿病10年。

经查表和计算,患者BMI=24.22kg/m²,属超重型,轻

体力劳动。

标准体重 =170–105=65kg。

全日热量：25kcal/kg×65kg=1 625kcal

营养素热量分配：碳水化合物 1 625kcal×60%=975kcal，蛋白质 1 625kcal×20%=325kcal，脂肪 1 625kcal×20%=325kcal。

编制食谱举例：

早餐：无糖牛奶 250ml，馒头 40g，麻油拌胡萝卜丝100g。

午餐：米饭（大米 50g），青椒炒肉（青椒 150g，猪瘦肉 50g），木耳扒菜心（木耳 25g，白菜心 150g）。

晚餐：小米粥（小米 25g），玉米面窝头 25g，熘虾仁（胡萝卜丁、黄瓜丁各 75g，虾仁 70g），熘青笋片 200g。

三、脑卒中高危人群的膳食指导

（一）高血压患者膳食指导原则

1. 限制总能量　对于肥胖者和高脂血症患者要控制总能量，让患者的体重逐渐转向标准体重。

2. 适量蛋白质摄入　每日 1g/kg，其中一半为动物蛋白，选用鱼肉、鸡肉、牛肉、羊肉、瘦猪肉、牛奶、鸡蛋等。不要拒绝动物蛋白，但要控制动物脂肪，限制饱和脂肪酸。

3. 控制烹调油的摄入　烹调油要控制在每天 25~30g。尽量选择橄榄油或茶籽油。

4. 控制钠盐的摄入　建议每天不超过 5g，避免咸菜、甜面酱、酱豆腐、咸肉、腊肠等高盐食物。炸酱面、盖浇饭、方便面、菜汤等食物中常含盐量较高,建议高血压患者减少进食的次数和量。炒菜时最后放盐,或者吃菜的时候再放盐,可以在不增加盐摄入的同时增加食物的味道。另外,可适当增加食醋等其他不含钠盐调味品的使用。

5. **主食**　仍以粗细搭配为原则。

6. **多选择高钾的食物**　如蘑菇、豆制品、马铃薯、南瓜、杏干、葡萄干、杏、香蕉、哈密瓜、樱桃、山楂、芒果、橘子、木瓜、海带、红薯、蔬菜类(尤其是红苋菜、绿苋菜、空心菜含量高)等。

7. **补钙**　每日补充钙 1 000mg。钙的含量与血压成反比,补钙有降血压的功效,含钙高的食物有牛奶、酸奶、虾皮、芝麻、海带等。

8. **多吃水果和蔬菜**　增加维生素 C 和 B 族维生素的摄入量。

(二)高脂血症患者的膳食指导原则

1. 首先要明确是哪种血脂高。甘油三酯高常与摄入高脂、高热量饮食有关,建议患者采用低脂、低热量饮食。低密度脂蛋白胆固醇增高是动脉硬化的重要危险因素,尤其是氧化性低密度脂蛋白胆固醇易被吞噬细胞所捕获形成血管壁的泡沫细胞,此类患者要注意控制膳食中胆固醇的摄入量。

2. 高胆固醇血症的患者每日摄入的胆固醇不宜超过 300mg。

3. 高脂血症的患者减少食物中的饱和脂肪酸摄入,增加多不饱和脂肪酸摄入。

4. 保证蛋白质的摄入,饮用脱脂牛奶。鱼类食物中的蛋白质为优质蛋白,胆固醇较低,可以多选择。

5. 控制总热量,使患者的体重控制在正常或接近正常范围。

6. 碳水化合物摄入要适量,减少简单糖的摄入,包括蔗糖、糊精等。水果中的糖为果糖,可以适量摄入。

(三) 尿酸高患者的膳食指导原则

1. 保持适宜体重,肥胖患者要减肥。

2. 多吃蔬菜水果,多选择绿叶菜。

3. 避免饮酒。

4. 多饮水,每日达到 2 000~3 000ml。

5. 避免高嘌呤食物,如豆制品、肉汤、海鲜、动物内脏等。可以进食瘦肉,以保证蛋白质的摄入,但加工过程要注意先将新鲜的瘦肉在清水中稍煮一下,将肉水弃掉,用焯过的瘦肉炒菜。

(四) 同型半胱氨酸增高的患者膳食指导原则

同型半胱氨酸增高是脑卒中危险因素之一。同型半胱氨酸增高往往与体内缺乏叶酸、维生素 B_6、维生素 B_{12} 有关,所以这类患者一定要增加绿叶菜的摄入,同时由于维生素 B_{12} 在动物蛋白中含量丰富,故患者应该吃适量的动物蛋白。

(五) 糖尿病患者的膳食指导原则

1. 合理控制总热量。

2. 平衡膳食,平衡膳食中每一层的食物都不可缺少。

3. 碳水化合物要占总能量的 50%~65%,主食中要减少升糖指数(GI)高的食物,多选择低和中 GI 值的食品(表 4-2)。减少简单糖的摄入,例如蔗糖、乳糖。由于米粥中糊精较多,吸收快,会迅速升高血糖,造成血糖不稳定,糖尿病患者要慎重。如果想吃高升糖指数的食物,最好和蔬菜、肉类食物一起吃,这样会降低 GI 值,以降低餐后血糖。

4. 减少脂肪摄入,但要保证优质蛋白的摄入。肾功能正常者,蛋白质要保证在 0.8~1.2g/kg,其中一半为动物蛋白。牛奶尽量选择脱脂奶,肉类食物中不要吃肥肉,不要油炸和油煎食品。因为汤中有较多的油,最好不要喝鸡汤、鸭汤、骨头汤。鸡蛋每日 1 个,或隔日 1 个,不建议只吃蛋清、不吃蛋黄,否则会影响磷脂和许多重要营养素的摄取。

5. 增加膳食纤维的摄入,患者要多吃蔬菜,保证每日膳食纤维>30g。

6. 糖尿病患者每日用盐<6g,如果伴有高血压,要每日<3g。

7. 定时定量,少吃多餐。尽量减少在外用餐。

8. 要劝说糖尿病患者戒酒。

附:血糖生成指数(GI)

血糖生成指数(GI)是评价食物引起血糖反应的一个生理指标,能真实反映机体对食物中碳水化合物的利用强度和食物摄入后对血糖的影响。以 50g 碳水化合物与 50g 葡萄糖在 2 小时内血糖曲线下面积的百分比,作为该食物的血糖生成指数。一般认为:①>75 为高

GI 食物；② 55~75 为中等 GI 食物；③<55 为低 GI 食物（表 4-2）。

表 4-2　不同食物的血糖生成指数（GI）

食物	GI	食物	GI	食物	GI
葡萄糖	100.0	马铃薯（煮）	66.4	苹果	36.0
白米饭	83.2	马铃薯泥	73.0	梨	36.0
馒头（富强粉）	88.1	甘薯（红，煮）	76.7	香蕉	52.0
棍子面包	90.0	荞麦	54.0	鲜桃	28.0
面条（小麦粉）	81.6	山药	51.0	葡萄干	64.0
白米粥	69.4	芋头（蒸）	47.7	菠萝	66.0
小米粥	61.5	甜玉米（煮）	55.0	西瓜	72.0
白面包	87.9	南瓜	75.0	扁豆	38.0
小麦饼干	70.0	玉米面粥	50.9	牛奶	27.6

高 GI 的食物，进入胃肠后吸收快、消化快，血糖吸收峰值高；低 GI 的食物在胃肠道停留时间长、吸收速度慢、葡萄糖吸收入血后血糖峰值低。糖尿病患者、高脂血症患者、肥胖患者最好选择低 GI 的食物，适量选择中等 GI 的食物。

从表 4-2 中可以看出，凡是精米、精面所做出的食物大都属于高 GI 食物，水果大部分属于低 GI 食物。西瓜含水量大，如果不是一次吃很多的话，一般升血糖的幅度不会很高。肉类、牛奶、鸡蛋、蔬菜含碳水化合物很低,所以都属于低 GI 食物。

影响食物血糖生成指数的因素有:①食物中的碳水化合物含量:一般碳水化合物含量高者 GI 高,如米饭、馒头。②膳食纤维含量:纤维素含量愈高 GI 愈低,如蔬菜、糙米。③食物成熟度:食物愈成熟 GI 愈高,如熟透的水果比未熟的水果 GI 高。④加工方法:食物的烹调加工过程会对血糖生成指数产生影响,如淀粉糊化程度,在加工过程中,淀粉颗粒在水和热的作用下,有不同程度的膨胀,有些淀粉颗粒甚至破裂并分解,变得很容易消化,如煮粥时间越长,血糖生成指数越高,对血糖影响越大;又如颗粒大小也会对其产生影响,食物颗粒越小,越容易被水解吸收,其血糖生成指数也越高,故食物不宜太精细。⑤蛋白质、脂肪含量:蛋白质、脂肪含量较高的食物,GI 相对较低。如花生、肉类。虽然这些食品血糖生成指数较低,但由于食入后产生热量较高,所以还是要控制食用。

四、脑卒中患者的膳食指导

(一) 根据患者的活动能力决定给予的总能量

卧床患者每日需要总能量 = 标准体重 × (15~20) kcal。肥胖者按低值计算,消瘦者按高值计算。其中,标准体重(kg)= 患者的身高(cm)−105。

下床活动的患者每日需要总能量 = 标准体重 × (25~30) kcal。

每日参加一般的体育锻炼的患者每日需要总能量 =

标准体重 × (35~40) kcal。

在计算每日摄入总能量时,男性患者要>1 400kcal,女性患者要>1 300kcal,这是人体基础代谢所需的能量,如果长期摄入低于该水平,将会出现营养不良。

(二)了解患者的吞咽能力

1. 如果患者能够进食普食,则严格遵循膳食宝塔的平衡原则,定时、定量,品种多样。

2. 如果患者咀嚼能力差,可以进食软食或半流食。需要注意的是,患者的咀嚼能力差不等于消化能力差,所以还是尽量按照膳食宝塔的饮食原则摄取各种食物,只是在加工过程中制作方法要适当,达到易咀嚼的效果。由于软食中的营养浓度相对较低,最好增加每日进餐的次数。

3. 如果患者饮水呛咳,要及时、果断地下鼻饲管,将每日所需的食物用搅碎机搅碎,分次推入鼻饲管内,每一次推200ml,动作缓慢,每3小时重复1次,每日6~7次,在推入鼻饲液前后都要用温水冲管。教会患者家属自制鼻饲液,基本方法是将膳食金字塔中每一层的食物各取一些,在搅碎机中打成匀浆,要随吃随做。每一次要把容器洗净、消毒干净,食物要新鲜。除了要注意食物的营养成分外,鼻饲时还要注意速度、温度、浓度,如果患者呕吐,可能是推入速度过快,也可能是食物不耐受。温度要和人体温度差不多。浓度太高,可能会堵塞鼻饲管;太低,会影响鼻饲液中营养素的含量。推入鼻饲液时患者应取坐位或半卧位。24小时之内未用完的鼻饲液应弃掉。表4-3为匀浆膳配方。

表 4-3 1 000ml 匀浆膳配方及能量和蛋白质含量

食物	用量 /g	蛋白质 /g	能量 /kcal
牛奶	400	12.0	216
豆腐	50	6.0	49
鸡蛋	50	6.4	78
猪肝	50	10.0	65
胡萝卜	100	1.0	43
米饭	50	4.0	175
植物油	10		90
盐	2		
加水	300ml		
合计		39	716

(三) 针对危险因素调节饮食

同本节"三、脑卒中高危人群的膳食指导"。

第二节 运动指导

一、激励运动的措施

(一) 运动指导前的健康教育

对脑卒中高危人群进行运动指导前,首先要对其进行健康教育,健康教育的内容包括:

1. **运动的重要性** 脑卒中高危人群适当运动可协助药物控制高血压、糖尿病、高脂血症等危险因素,阻止疾病的发展,提高生活质量;增加自信、减轻焦虑;减少用药及医疗费用。

2. **运动的安全性教育**　高危人群运动前均应做运动评估,使运动处方个体化,应具有监护和急救准备,保证运动是有氧的、安全的。

3. **运动的科学性**　运动训练需要达到一定的运动强度和时间,才能形成有益的作用,发挥理想的医疗效果。

4. **运动的长期性**　"冰冻三尺,非一日之寒",脑卒中危险因素的形成是长期所致,其康复过程也必须坚持不懈。通过上述相关的健康教育,使高危人群了解疾病的基本知识及相关疾病可能造成的不良后果、运动的有益作用、运动的重要性等,坚定运动的信念。

(二) 尽可能争取家属和朋友的支持

研究和实践表明,如果在运动过程中有人陪伴,有助于人们更好地坚持运动,同时也有助于运动中意外的及早发现与处理。

(三) 制订切实可行的运动方案

除步行、慢跑等运动方式外,应增加参加者感兴趣的活动,这样可以避免因活动乏味而中断运动;同时可根据运动人群现有的条件,如住所或工作场所附近已有的健身设施,选择其喜爱的运动方式,以使参加者终身坚持运动,减少退出率。

二、运动处方

(一) 基本概念

早在 20 世纪 50 年代美国生理学家卡波维奇便提

出了运动处方的概念。1969年世界卫生组织(WHO)使用了运动处方这一名词,从而使其在世界各国得到认可。

运动处方是指由医师根据健身者(患者)的健康状况、心血管或运动器官的功能状态、年龄、性别及运动史等,用处方的形式规定适当的运动种类、强度、时间及频率,并指出运动中的注意事项,以便有计划地经常性锻炼、达到健身或治病的目的。

科学合理的运动处方可指导参与者通过系统和个体化的运动,达到最佳的运动,同时确保其安全。运动处方的制订要根据运动心肺功能评定的结果(如安静心率、峰值心率、血压、心电图、代谢当量),以及患者对运动的反应,结合患者的兴趣、需要来制订,并不断调整。运动处方的内容包括运动类型、强度、持续时间、频率及运动方案的进展。脑卒中高危人群的运动必须由专业人员制订运动处方,像药物处方一样要谨慎对待。

(二)运动处方的制订原则

1. **运动前的评估** 40岁以上或者有一些心脑血管危险因素,如肥胖、高血压、糖尿病、高脂血症等疾病,或已经有心脑血管疾病的人群在进行运动前应接受医务人员的系统评估。通过询问既往病史,进行体格检查,特别是心脑血管系统的检查以及运动心肺功能评定等,了解运动个体在运动时的心电及血流动力学的参数,然后根据其具体情况由专业人员制订有针对性的运动处方,同时在运动时应有严密的医学监测。

2 运动类型的选择

(1)耐力运动:该类运动可以改善心肺功能,增进心血管健康。主要是大肌群的、等张的、有节律、持续时间长的有氧运动,如步行、慢跑、登山、游泳、骑自行车、跳绳、舞蹈、气功、有氧健身操、太极拳等。进行一段时间的运动锻炼后,为增加参与者的兴趣可增加球类活动、游戏等,但应尽量避免比赛。

(2)灵活性运动:该类运动是全身主要关节的放松运动,可以改善关节的灵活性。在进行运动前进行灵活性运动,可以避免由于突然进行大强度运动造成的运动系统损伤。

(3)力量练习:包括颈部、腰背部肌肉的力量训练及四肢肌肉的力量训练。根据运动者的爱好和要达到的目的,选择不同的运动类型,在运动中应以耐力运动和灵活性运动为主,在运动早期不进行力量训练,在后期,对于低危患者,可根据患者的具体情况酌情增加短时间、低强度的力量训练。

3. 确定运动强度

(1)心肺功能评定法:参与者的心肺功能是运动处方中运动强度制订的重要依据。运动强度需要适当的监测来确定是否适宜,它是设计运动处方中最重要也是最难制订的部分。不同个体的运动能力的差异可能非常显著,因此运动强度强调个体化。

(2)心率测定:通过心率评价运动的强度,简单易行。一般采用标准的卡翁南公式进行计算,即:运动中应达到的心率(HR)=(HRmax−HRrest)×(0.6~0.8)+HRrest。公式中的 HRmax 是指最大心率,HRrest 是指静息心率。应注意,HRmax 不宜使用年龄预计的最大心率,而应该是运动心肺功能评定时最大运动时的心率。应用此方法规定运动强度时要考虑到应用的心血管药物对心率的影响。同时要教会患者自己测量脉搏,以便监测居家运动强度。

（3）其他方法:摄氧量或者代谢当量也是评价运动强度的理想指标,但此方法需要专业设备,患者不易进行自我监测。通过运动时自觉疲劳和呼吸困难的程度来判断和调节运动强度,也是日常体育锻炼中更为简便易行的方法,可与心率的测定相结合。一般要求在运动中感到稍累即可,在运动中谈话而不伴有明显气短的运动强度比较适宜,如果运动中能唱歌,说明运动强度不够大。

4. **建议运动持续时间**　运动产生的效应与运动强度和运动持续时间的乘积有关。一般要求每次运动的时间为 30~60 分钟,可间断完成。开始参加运动时的时间可较短,一般可进行低至中等强度的运动 15~20 分钟,待出现运动的适应性反应后,逐渐延长运动时间。健康情况差的健身者即使每天运动 3~5 分钟也有益处。

5. **建议运动频度**　运动频度取决于运动强度和每次运动持续的时间,根据兴趣、需要、功能状态确定。为达到运动效果,要求运动频度至少每周 3~7 次。心功能在 2~5METs 时,可每日运动 1~2 次;心功能在 5~7METs 时,每周至少运动 3 次。开始运动时,为避免过分应激,最好间日运动,一旦适应,每日运动可产生较好的效果。

6. **运动方案的执行** 运动方案的执行要循序渐进，进程的快慢取决于个体的最大功能、健康状态、年龄和目标等因素，一般可以分为三个阶段。

(1)开始阶段：此阶段一般持续6~10周。可进行包括伸展运动、体操和一些低强度的有氧运动，这些活动不容易引起损伤和肌肉疼痛。如果开始进展太快，运动强度过大，个体容易出现不适的感觉，常不易坚持运动。开始运动锻炼的初期锻炼的时间宜控制在15~20分钟，之后逐渐增加，健康状况良好者，可适当缩短此阶段时间或直接进入下一阶段。在开始运动后，要定期到医院复诊，由专业人员通过这一阶段运动的情况、运动个体对运动的反应及相应的检查评定，适当调整运动量。

(2)改善阶段：参加者在此期可较快的进展，运动强度可在2~3周内逐渐达到预计水平，没有运动习惯或身体状况较差的个体此阶段时间可适当延长。对身体状况差的个体，此阶段开始可进行间歇有氧运动，然后逐渐发展到持续的有氧运动。

(3)维持阶段：此阶段参加者心肺功能达到满意水平，运动负荷不再增加。此时需要由业务人员和参与者共同建立切实可行的运动方案，除步行、慢跑外，应增加有兴趣的活动，如球类运动和游戏等，这样可以避免运动个体因运动方式的单调乏味而中断运动，以使参加者终身坚持运动，减少退出率。

(三) 运动的注意事项

1. 运动时要循序渐进，持之以恒。刚开始运动时，时间不宜过长、强度不宜过大，在适应后再逐渐增加运动量。如果开始进展太快,没有得到生理性适应而出现不适感,常不易坚持运动。

2. 每次运动前要有准备活动,运动后要有整理活动。避免运动突然开始,突然停止。

3. 如果气候异常,应尽量避免室外运动,并适当减少当日的活动量。

4. 如果身体状况欠佳,如感冒或有特别的疲劳感等,应暂停运动,不应勉强进行。要在症状和体征消失 2 天以上才恢复运动。

5. 如果在运动过程中出现胸闷、胸痛、憋气、头晕、无力等不适症状,应立即停止活动,并及时到医院就诊。

6. 饭前、饭后 1 小时内不要进行大强度运动。

7. 运动后不要立即进行热水浴,休息 30 分钟以上再用温水淋浴。

8. 不要进行要求爆发力或过于剧烈的运动,尤其是竞争性强的运动;不要进行大强度的力量训练。

9. 运动不能完全取代药物治疗,因此不能自行更改药物的使用。

10. 年龄较大的个体,要考虑到骨质疏松及骨性关节炎等疾病对运动的影响。如跳绳对中等到严重骨质疏松的患者是禁忌的,因为突然冲击或意外的发生会增加发生骨折的危险;中到重度骨性关节炎的患者应避免登山等运动。

(四)推荐的运动项目

1. **模拟跳绳**　传统观念认为,跳绳对关节的冲击力很大。其实,跳绳不是高冲击运动,而是低冲击运动。

跳绳时对膝关节的冲击力只相当于跑步的 1/7~1/2。跳绳有很多好处：可改善心脏状况，增强主要肌肉组织和膝关节周围小肌肉及韧带的强度，甚至可以改善这些部位已存在的问题；还可减轻骨质疏松，并增强协调性、灵活性、平衡感。模拟跳绳不受场地和条件限制，任何时间、地点都可进行。

所谓模拟跳绳，就是在室内进行的类似跳绳运动。锻炼者手中并不拿绳，仅仅是模仿跳绳的动作，让身体运动起来，动作要领完全与跳绳一致。一般不必跳得很高，脚跳离地面不应超过 3cm。比较好的跳法是单脚交替跳动，而不是双脚同时起跳。这样不但跳动的频率高，而且两腿交替休息，可以跳动更长的时间。刚开始练习时，跳 3~5 分钟即可，然后逐步增加，持续跳动半小时以上。每分钟 120~140 次的跳绳，30 分钟可消耗 300~500kcal 热量，对保持体重和减肥有很好的作用。

2. **哑铃操** 哑铃操是增加肩、腹、背部的肌肉力量，特别是增加肩臂部肌力很好的锻炼方法。该方法也不受场地和气候的影响，实用性强，动作简单易学，而且锻炼效果显著。因此是很常用的锻炼方式。

哑铃重量的选择因人而异，一般以一组活动可以连续举起 10~15 次为宜。当然重量的选择也应循序渐进，逐渐增加重量。

哑铃操可以根据自己的身体特点进行设计、组合。下面介绍几种主要的锻炼姿势：

(1)两手交替前平举：两脚开立，两手各握一哑铃，直臂下垂于体侧，拳心向后。然后两臂直臂交替向前平举至与肩平行。这个练习主要发展三角肌,特别是三角肌前部的肌力,同时也锻炼前臂肌群的力量。应注意:练习时身体要保持正直,不能因手臂用力而随之前后晃动。这个练习也可以做成两手同时前平举。

(2)直臂侧平举:两脚开立,两手各握一哑铃,两臂体侧下垂,拳眼向前。然后两臂直臂用力向两侧上举至与肩平行。这个练习主要发展三角肌,特别是外三角肌的力量。应注意:练习时上体始终保持直立。上举时肘部略微向前弯曲,当手的位置与肩齐平时稍停,还原的速度稍慢。

(3)俯立两臂侧平举:两脚左右分开宽于肩,上体前屈与下肢成直角,身体呈俯立状,两手各握一哑铃,两臂自然置于体侧下垂,拳眼向前。然后两臂用力向侧平举至手部稍高于肩的位置。这个练习主要发展三角肌的力量。应注意:两臂用力侧举时,上体应保持直角,腰要绷紧,上体不能因手臂用力而上下摆动。

(4)仰卧侧绕举:仰卧于长凳上,两手各握一哑铃,两臂伸直置于身体两侧,拳眼相对。然后两臂直臂经体前交叉往头后举起直至头后,两臂再经体前交叉还原。这个练习主要发展肩部肌群的力量,对胸大肌和背阔肌也有促进发展作用,还能增进肩关节的柔韧性。应注意:练习时动作节奏要稍缓,两手交叉时避免哑铃相撞。此动作也可两臂分开练习。

(5)两手弯举:坐在凳上,两手各握一哑铃,上体挺直,两上臂紧靠拢身体,拳心向前。然后两臂同时用力使肘部弯曲,将哑铃举起至双肩下处。也可以采取站立姿势,用拳眼向前的方法进行练习。这个练习主要发展肱肌和肱二头肌的力量。应注意:两臂用力要均匀,上体不能因手臂用力而前后晃动。

(6)直立交替推举:两脚开立,两手各握一哑铃,拳心相对。然后将哑铃提至肩际,两臂交替上举哑铃。也可两手同时推举。这个练习主要发展肱三头肌和三角肌的力量。

(7)仰卧飞鸟:仰卧,两手各握一哑铃,两手直臂置哑铃于胸上方,拳心相对。然后两臂略弯曲,将上举的哑铃往身体两侧拉下至与肩平,而后两手直臂将哑铃用力向上收拢至胸上。这个练习主要发展胸大肌的力量,对三角肌、背阔肌的发展也有效。应注意:将哑铃由上举向侧拉下时,应控制速度,避免突然拉下。用力上举哑铃时要避免两哑铃相撞。

(8)头后屈伸臂:站立,两脚间距离等肩宽,两手各持一哑铃,拳眼向前。然后双手举起哑铃至最高点,而后肘关节弯曲向后,将哑铃放置在肩后部。上臂后部(肱三头肌)用力,把哑铃举至最高点,全臂伸直。这个练习主要增强肱三头肌的力量。应注意:上身不要晃动;上举时手臂尽量伸直,向后下放哑铃时上臂保持不动,尽量放至最低点;此动作有一定的危险度,不推荐用较重的哑铃操作。

3. **拉力器/带的健身方法**　拉力器/带是经常出差人员坚持锻炼的一种实用的健身器械。它小巧,易于携带,可以替代哑铃做各种上肢及肩、胸部的锻炼。

弹簧拉力器由一对把柄和几根可以拆装的软弹簧

组成。使用时,练习者可以按自己的需要,安装上适宜数量的软弹簧来确定重量。它是一种发展上肢及肩带部位肌肉力量效果很好的健身器械。拉力带常采用人工合成或天然橡胶制作而成,具有轻便、弹性好、强度高、综合性能好等特点。应用两者健身时有一些相似之处。

下面介绍几种使用拉力器/带的健身方法:

(1)直臂扩胸:两脚开立,两手握牢拉力器/带两端,两臂伸直前平举。拉力器/带放在与肩同高位置,然后两臂用力做扩胸振臂,稍停后还原成两手前平举。这个练习主要发展斜方肌和三角肌的力量。

(2)双手侧平举:两脚开立,两脚掌各踩住左右两副拉力器一端(或两脚掌踩住一条拉力带中段),两手各握住拉力器另一端(或拉力带的两端),两臂体侧下垂。然后两手直臂用力向两侧平举。这个练习主要发展三角肌中束的力量。应注意:两手侧平举时,双手应举至比肩略高的位置,此时应稍停一下,然后再还原两臂至体侧。

(3)两臂前平举:两脚开立,两脚各踩一副拉力器/带一端,两手各握住拉力器另一端,两臂自然下垂于体前。然后两手直臂用力向前平举。这个练习主要发展三角肌中后肌的力量。

注意事项:两臂用力向前平举时,两肘部可以略向外转,两手举至平于肩时应稍停,然后控制速度还原。如果自己的力量不够大,双手侧平举和两臂前平举亦可采取坐位练习,使拉开的距离短一些,降低难度。

（4）直立上举：两脚开立，两脚踩住拉力器一端（或两脚掌踩住一条拉力带中段），两手各握住拉力器另一端（或拉力带的两端），拳心向上，两肘微屈；或两脚开立，两脚踩住拉力器一端（或两脚掌踩住一条拉力带中段），两手各握住拉力器另一端（或拉力带的两端），两肘微屈，然后两臂沿身体两侧从下向上举过头顶。这组练习主要发展肱二头肌的力量。应注意：应始终保持上体正直姿势，不能前后摆动。整个动作应用快速的节奏完成，手臂不能弯曲。图4-1、图4-2分别展示了使用拉力带进行直立上举肘微曲和举过头的动作。

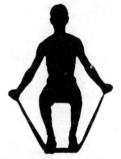 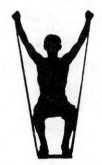

图4-1 直立上举（肘微曲）　　　图4-2 直立上举（举过头）

（5）仰卧举腿旋转：躺平双手持拉力带两端，右脚蹬拉力带中点部分，双手发力拉住拉力带两端，使右脚抬高与身体成90°角（最大限度）；身体保持平躺状态，左脚不动左手发力，腰向左旋转，右脚最大限度旋转可成水平位，然后换脚练习（反方向同理）。这个练习主要发展胸大肌、肱二头肌和前臂肌肉的力量。应注意：膝盖不要弯曲，上身保持水平状态（图4-3、图4-4）。

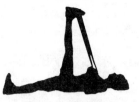

图 4-3　仰卧举腿

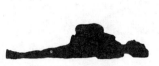

图 4-4　举腿旋转

4. **垫上运动**　增强上身肌肉强度和耐久力最重要和最有效的方法之一,就是以体重作为阻力做运动。垫上运动是加强上肢及腹、背部肌肉力量的有效锻炼方式之一。下面介绍几个简单有效的垫上运动动作,练习时一组可做 10~15 个,间隔 3 分钟进行下一组练习。每次3 组以上才达到腰腹核心训练的目的,随身体状态可进行数量、组数增加。

(1)两头起:身体平躺,腰腹带动躯干、上肢和下肢,用手摸脚,使躯干和下肢尽量成 90° 角。应注意:膝盖、手臂不能弯曲(图 4-5、图 4-6)。

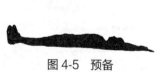

图 4-5　预备

图 4-6　两头起

(2)仰卧屈身

1)仰卧举腿:身体平躺,两臂伸直举过头顶与躯干成一条线(图 4-7)。双脚并拢,平放在垫上,双腿慢慢抬起,与躯干呈 90° 角,上身不动,坚持一会儿(图 4-8),然后双腿慢慢放回垫上。应注意:举腿时膝关节不能弯曲,脚尖绷直。

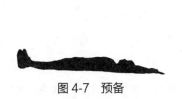
图 4-7　预备

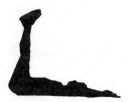
图 4-8　仰卧举腿

2）仰卧蝶式屈身：身体平躺，两臂伸直举过头顶与躯干成一条线（图 4-9）。抬起左腿，右手摸左脚（图 4-10），交叉进行（反之同理）。应注意：手臂、腿伸直，腰腹发力均匀。

图 4-9　预备

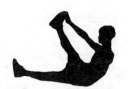
图 4-10　仰卧蝶式曲身

（3）俯卧平衡伸展：身体俯卧于垫上，两臂伸直举过头顶与躯干成一条线。核心控制腰腹力量，左手、右腿同时发力，上身挺立仰头，上下身最大限度向上伸展（图 4-11），反之同理。应注意：手臂、腿伸直，仰头，控制好身体平衡。

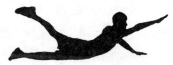
图 4-11　俯卧平衡伸展

三、脑卒中高危人群的运动指导

（一）高血压患者的运动指导

1. **运动降压的作用**　运动训练可降低正常血压人群和高血压患者的血压，其降压作用对高血压患者更为明显。不论是否接受药物治疗,运动均可以降低高血压患者的血压。肾上腺功能亢进的高血压患者运动训练降低血压的效果超过肾上腺功能正常的高血压患者。大约75%的高血压患者可以通过运动降低血压,使安静时舒张压平均降低11mmHg、收缩压平均降低8mmHg。对于轻度高血压患者,运动训练的降压效果可以与药物治疗相仿。单纯收缩期高血压的老年患者由运动训练产生的降压效果较稳定,可避免由降压药物引起的直立性低血压。在停止运动2个月以后血压恢复到运动前水平。

2. 运动的禁忌证　高血压患者的运动禁忌证有:急进性高血压、重症高血压或高血压危象、病情不稳定的Ⅲ期高血压病,或有其他严重并发症,如严重心律失常、心动过速、心力衰竭、不稳定型心绞痛、出现明显降压药的不良反应而未能控制、运动中血压过度增高($>220/110$mmHg)。对于继发性高血压患者(嗜铬细胞瘤、肾实质病变、脑肿瘤等),应先治疗病因。

3. 运动处方　推荐进行小强度、较长时间、大肌群的动力性运动(低强度有氧训练),各类放松性活动,包括太极拳、放松疗法等,以及中、低强度的抗阻运动。

(1)低强度有氧训练:常用的方法包括步行、慢跑和踏车等。运动强度一般为最大心率的50%~60%。停止运动后心率应在5分钟内恢复正常。每次锻炼30分钟左右,其间可穿插休息或医疗体操、太极拳等。运动强度越大,越要注意准备活动和整理活动。每天1~2次。

(2)抗阻训练:中、低强度的抗阻运动可降低静息血压,适用于轻度高血压的年轻人或健康状态好的老年人。可进行循环抗阻训练,即采用一次30%~50%最大收缩力作为运动强度,做大肌群(如肱二头肌、腰背肌、胸大肌、股四头肌等)的抗阻收缩,强调全关节范围的抗阻运动,每组在10~30秒内重复8~15次收缩,各组运动间休息15~30秒,10~15组为一个循环,每次训练1~3个循环,总时间为10~30分钟,每周2~3次,8~12周为一个疗程。注意在用力时呼气,可减轻心血管的反应性。逐步适应后可按每周5%的增量逐渐增加运动量。还可采用橡皮带、体操等方式训练胸腰背肌、腹肌及四肢肌力。因为无氧运动会导致血压上升,尤其是舒张压上升,应禁忌进行。

4. 运动的注意事项 可根据血压情况在医师的指导下调整降压药物,但患者不能随意停用或自行更改药物,运动可以作为轻度高血压的主要治疗,但对于中度以上的高血压,运动训练只能是辅助方法。在制订运动处方时要考虑药物对运动反应的影响。降压效果一般在训练2周后开始出现;运动训练的效应在停止训练后很快消退,血压会回升。因此运动训练必须长期坚持,对于高血压患者需要进行这方面的宣教,以免影响远期效果。开始运动或增加运动强度时,在运动前后要严密监测血压。运动时要有意识地使全身肌肉放松,勿用力,尽量不做憋气动作。每天运动时间选择以下午为宜,一般推荐下午4~5时,以避开体内肾上腺素和去甲肾上腺素的分泌高峰。

(二) 糖尿病患者的运动指导

1. 运动对糖尿病患者的有益作用　运动可增加细胞对胰岛素的敏感性,促进肌肉和其他组织对糖的利用,降低血糖,稳定血糖和胰岛素水平,减少糖尿病药物的应用;运动使肌肉组织较多地利用脂肪酸,增强脂代谢,降低血甘油三酯、低密度脂蛋白水平,增加高密度脂蛋白水平,可预防或减缓动脉粥样硬化及心、脑血管病变的发生;运动可治疗肥胖症。肥胖是促使糖尿病发生、发展的重要因素,肥胖型糖尿病患者对内生或外源的胰岛素很不敏感,体重减轻后,外周组织对胰岛素的敏感性增加,所用药物可以明显减少,糖尿病也可以得到满意控制,因此肥胖型糖尿病患者在饮食治疗的基础上进行医疗体育,是矫正肥胖、控制糖尿病的重要方式。

2. 运动的适应证　①主要适用于 2 型糖尿病血糖控制稳定者(空腹血糖不超过 8.9mmol/L,餐后血糖不超过 13.9mmol/L);② 1 型糖尿病病情及用药稳定者可谨慎进行低强度运动。

3. 运动的禁忌证　①血糖不佳:餐后>13.9mmol/L,空腹>8.9mmol/L;②糖尿病合并酮症、低血糖;③糖尿病肾病;④糖尿病合并视网膜出血;⑤糖尿病合并感染;⑥糖尿病患者血压未控制和不稳定型心绞痛者。

4. 运动处方　糖尿病患者应先实施饮食控制及必要的降糖药物或胰岛素治疗,使血糖平稳后再开始运动疗法。2 型糖尿病患者可进行轻度至中度的耐力性运动,常用的有步行、慢跑、骑自行车、游泳和做体操等,运动强度一般为最大心率的 50%~70%。每次运动持续 30

分钟左右,以后可逐渐延长至 1 小时。一般建议每周的运动应达到 150 分钟。体重正常、血糖控制良好的 1 型糖尿病患者在早晨注射胰岛素和进食普通早餐后,可进行低中等强度的运动 30 分钟左右,如果需增加运动时间,应考虑减少胰岛素的剂量;如不是早餐后,应先摄入碳水化合物以防止运动诱发的低血糖。

5. 运动的注意事项

(1)选择患者易于坚持的活动,如日常活动、步行等;合并末梢神经病变、末梢血管病变者可选择水上运动及上肢运动;有足部溃疡者应尽量避免负重,可进行上肢运动和肌力训练;糖尿病足无溃疡者方可参加运动。

(2)运动时要穿宽松、合适的鞋袜,防止运动的损伤。

(3)运动量要适当,注意预防运动过量可能导致的低血糖。患者高强度长时间运动时或运动后可能出现低血糖症状,如无力、出汗、颤抖、心悸、头晕、注意力不集中等,严重时可出现意识模糊和昏迷。如出现低血糖,意识清楚者可迅速服用含糖食物,一般 5~10 分钟后症状可消失;如出现意识障碍则禁忌经口进食,应迅速静脉注射葡萄糖或皮下注射胰高血糖素,并寻求进一步的专业的医疗救治。

(4)为了预防运动所致的低血糖,运动时间应注意避开药物作用高峰时段。如使用胰岛素治疗的患者,应了解其使用的胰岛素类型以及其血浆浓度高峰时段;同时运动前可适当减少 1~2 单位胰岛素用量,或增加适量碳水化合物摄入(如 10~15g);参加长时间运动者最好有同伴陪同,准备好含糖的小零食。

(5)运动不当也可引起血糖急剧升高甚至酮症,使糖尿病病情加重。如短时间进行剧烈的运动,可刺激交感神经过度兴奋,儿茶酚胺释放急剧增加而使血糖升高,因此应注意避免。

(6)糖尿病患者参加运动时,应经常监测血糖。

(三)高脂血症患者的运动指导

1. 运动对高脂血症的有益作用　运动改善脂代谢过程中酶的活性,降低极低密度脂蛋白(VLDL)、总胆固醇(TC)、低密度脂蛋白(LDL)、甘油三酯(TG)、血清 ApoB 水平,增加高密度脂蛋白(HDL)和血清 ApoA 水平。但需要坚持较长时间的规律性运动才能产生效果。

2. 运动处方　主要以耐力性运动为主,辅助以力量性运动。可根据个人体质和爱好选择运动项目和运动量。建议进行中等强度的有氧运动,运动方式包括步行、骑自行车、游泳、慢跑、简单的非竞赛性球类活动等。运动强度一般为最大心率的 60%~70%,运动后的脉搏应在休息 5~10 分钟时恢复到运动前水平。也可以根据自身感觉确定运动量是否适当,患者在运动过程中可感觉稍累。但若运动后有不舒服感、睡眠不好、胃口不佳,甚至精神萎靡等,说明运动量过大,应减少运动量。如果运动量太小,不能引起机体代谢的改变及运动能力的提高;相反运动量太大,乳酸积累,机体容易疲劳,也会抑制脂蛋白的代谢的酶活性,不能持久,容易半途而废。一般建议每日运动 1~2 次,每次30~60 分钟。

3. **运动的注意事项** 运动宜先从小剂量开始,并遵循循序渐进的原则,同时,运动必须持之以恒,才能保持运动效果,达到治疗目的。老年人、有心血管病及肥胖症患者要在监护下进行运动,以免发生运动意外。运动个体要在运动锻炼过程中定期监测血脂,运动、饮食控制和药物是治疗高脂血症的主要手段,在锻炼期间要注意三者的协调问题。既要饮食控制,又不能缺乏营养,保证足够的身体需要,同时也要注意及时调整药物剂量。

(四) 肥胖或超重患者的健康指导

1. **运动对肥胖或超重的有益作用** 运动增加能量消耗、提高安静状态下的机体代谢率;减少体脂,改善身体成分(与控制饮食减少瘦体重不同),改善脂代谢。有研究表明,运动调节肥胖基因的表达。

2. **运动处方** 运动减肥主要以耐力性运动为主,辅助以力量性运动。

(1)耐力性运动:可根据肥胖者的体质和个人爱好选择运动项目。耐力性运动的方式有步行、慢跑、游泳、划船、骑自行车、球类运动等。各种运动均可增加脂肪的氧化,长时间中低强度的有氧运动时脂肪供能比例最大,且中低强度的运动易被接受并坚持,所以要进行中低等强度长时间的运动,运动强度一般为最大心率的60%~70%,一般每日2次,每次30~60分钟。

(2)力量性运动:主要是进行躯干和四肢大肌肉群的运动。肌肉负荷量是最大肌力的60%~80%,反复20~30次。每2~3周加大运动量。

运动方案的前 1~2 个月为适应阶段,在此阶段应进行必要的检查及评价,确定方法和目标,培养运动和体力活动习惯,之后逐步增加运动量,经常检测体重,直到形成一定的热量负平衡及满意的减重速度。之后为减肥阶段,此阶段维持上一阶段的饮食量与运动量,维持一定的热量负平衡,定期检测体重、体脂,对运动量、饮食量做必要的调整,一般建议每个月减体重 1~2kg,持续时间大于 3 个月。然后为巩固阶段,在此阶段要求建立新的低能量水平的平衡,定期检测体重,适时对饮食量及运动量做必要的调整,此阶段应停止用药。

3. 运动的注意事项 运动前应先进行身体检查,尤其应注意有无心脑血管系统合并症,根据测定结果,结合个人的不同情况,制订运动处方。在运动的同时,要注意控制饮食,尤其要少食脂肪、糖类食物。药物减肥多有一定的副作用且停药后容易反弹,故不能用作主要减肥方法,如果饮食控制和运动锻炼两种措施减肥效果不满意时,才考虑选用药物进行辅助治疗。重度肥胖者尽量减少负重的运动,为减轻下肢关节的负担,可进行坐位及卧位自行车或水中运动。为改善肌肉关节功能可做柔软体操及轻阻力练习。

第三节 压力和情绪管理

一、心理压力和情绪状态概述

压力也叫应激,是身体对任何需要调整的需求所做出的非特异反应,比如各种威胁、挑战或任何形式的需要身体进行适应性的改变。而情绪是压力的起始表现,在挫折、逆境、不能掌控的情况等刺激下,开始只是紧张、生气或担心,随着压力的不断上升可表现出兴奋、焦虑、担忧、恐惧、易怒、不耐烦等。情绪可分为两类:一类是愉快或积极的情绪,这种情绪使人保持心理的健康,乐观而积极,交感 - 副交感神经以及内分泌系统活动平衡,各种生理功能协调;另一类是不愉快、消极的情绪,如焦虑、神经质、抑郁、生气、挫败感、担忧、恐惧、易怒、不耐烦。

压力产生包括两个条件,压力源的作用和应激反应。

1. **压力源**　指产生压力的原因,压力来源可分为外部原因和内部原因。外部原因包括:物理环境(如噪声、热、空间限制、强光等);社会因素(如他人交往的无礼或跋扈;规则、制度、规定等);主要生活事件(如亲人亡故、婚姻失败、失业、经常争论等)。内部原因包括:生活方式(如咖啡因、没有充足的睡眠、超负荷的时间安排等);消极的思想(如悲观的想法、自责等);极端的思想(如不切实际的期望、独立行事、全或无的想法、夸大、固执等);个性特征(如 A 型行为、完美主义、工作狂等)。

2. **应激反应**　是由于压力源的作用使机体产生的战斗或逃逸反应,表现为肌张力增加、心跳增强、血压升高、神经兴奋型增加、唾液分泌减少、呼吸频率改变、汗液分泌增加、胃酸减少、尿液增加、脑电波改变,并升高血糖、胆固醇及甾族类物质,促使我们迅速采取行动。如果这种反应持续存在而不能减缓则会使人长期处于压力状态,产生身心疾病。

疾病作为一种负性的生活事件,是产生心理压力和情绪变化的重要原因。脑卒中后患者往往在肢体、认知、语言等方面存在不同程度的障碍,容易产生特殊的心理反应,比如急躁、恐惧、愤懑、悲观、过分敏感,严重者产生焦虑或抑郁等情绪障碍。

研究显示脑卒中患者抑郁发生率为20%~60%,而抑郁使脑卒中患者病死率进一步升高。脑卒中患者还同时存在产生心理压力的因素,饱受各种心理压力的困扰。对脑卒中患者进行心理和情绪管理可大大改善患者的生活质量。

二、心理和情绪管理的基本步骤

行为改变的基本步骤包括五个方面,缓解心理压力的指导也遵循这个基本步骤,包括询问、问题评估、处理建议、提供帮助和随访。每一部分的信息对指导下一步工作都具有重要意义。

(一) 询问

询问或者让患者倾诉是压力管理的第一步,是综合收集信息的重要过程。倾诉是患者减轻心理压力的重要方式,同时也是疾病管理者获得信息的重要途径,依据患者提供的信息,判断患者是否存在心理压力,压力源是什么。下面是疾病管理者经常询问的一些关键问题。

1. **躯体症状** 心理压力常导致自主神经功能失调，表现为胸痛、胸闷、气急、心动过速伴肢体发麻、出汗、发抖、头晕、恶心、失眠。

2. **常见的情绪表现** 疲劳、精力减退、情绪低落、气急，甚至有绝望感。

3. **睡眠问题** 失眠、入睡困难或睡眠浅、易惊醒多梦、早醒及睡眠感缺失。

4. **兴趣爱好** 心理压力导致兴趣和爱好的改变。

5. 重大生活事件(积极的或消极的)。

6. 对生活的满意程度。

7. 每天的活动和体育锻炼。

8. 恢复精力的方法。

9. 社会支持系统。

10. 对收入情况的自信程度。

(二) 问题评估

详细列出以上问题的阳性信息，阳性信息的数目越多，存在心理问题的可能性越大，上述问题2~6中任何一个为阳性，均提示患者可能存在心理问题，可进行下一步评估。由于抑郁和焦虑是心理压力导致的最常见且较严重的心理问题，可能需要药物治疗，因此需要及时发现可能的焦虑和抑郁患者。

对于可能存在心理压力的患者，首先评估患者是否存在抑郁或焦虑情绪。抑郁和焦虑的检出可根据临床表现也可依据评估量表。需要说明的是，我们评估的目的是检出可疑的抑郁患者或焦虑患者，而不是要确诊抑郁或焦虑患者。心理压力的评估可适用于任何人,尤其是自觉心理压力者、近期存在重大生活事件者、A 型性格者及完美主义者。

1. **抑郁患者信息评估和检出**

（1）抑郁的主要表现：抑郁主要表现在情绪、兴趣爱好、精神运动的改变。躯体症状不是诊断抑郁的主要依据。如果就诊患者主诉为躯体表现,一定要询问患者情绪爱好等方面的变化。

如果患者存在以下任何一种情况,均可能提示患者存在抑郁倾向,如果能说明曾经发生的重大事件,则增加抑郁的可能性,需要进行抑郁情绪评价。

1）情绪障碍：患者心境不良,情绪消沉,或焦虑、烦躁、坐立不安。

2）兴趣爱好：对日常活动丧失兴趣,丧失愉快感,整日愁眉苦脸,忧心忡忡。

3）精神运动：精力减退,常常感到持续性疲乏,语言减少,行动缓慢,淡漠亲情。

4）睡眠障碍：失眠严重,入睡困难,噩梦易醒。

5）自我评价：抑郁患者自我评价低,缺乏信心,可存在自杀倾向。

6）活动和运动减少,甚至不运动。

（2）辅助筛查工具：常用如下抑郁自评量表,详见表 4-4、表 4-5。

表 4-4　抑郁筛查量表（PHQ-9）

指导语：在过去的两周里，你的生活中以下症状出现的频率有多少？把相应的数字总和加起来。

问题	0= 完全不会	1= 好几天	2= 一半以上的天数	3= 几乎每天
1. 做事时提不起劲或没有兴趣	0	1	2	3
2. 感到心情低落、沮丧或绝望	0	1	2	3
3. 入睡困难、睡不安稳或睡眠过多	0	1	2	3
4. 感觉疲倦或没有活力	0	1	2	3
5. 食欲不振或吃太多	0	1	2	3
6. 觉得自己很糟，或觉得自己很失败，或让自己或家人失望	0	1	2	3
7. 对事物专注有困难，例如阅读报纸或看电视时不能集中注意力	0	1	2	3
8. 动作或说话速度缓慢到别人已经觉察？或正好相反，烦躁或坐立不安、动来动去	0	1	2	3
9. 有不如死掉或用某种方式伤害自己的念头	0	1	2	3

总分：_____

评估结果的解释：PHQ-9 用来评估被调查者近两周是否存在抑郁状态，包括 9 个条目，分数范围 0~27 分，分数越高症状越重。PHQ-9 ≥ 10 分，说明有明显的抑郁状态。

表 4-5 医院抑郁情绪自评表

问题	回答	评分
1. 我对以往感兴趣的事情还是有兴趣	肯定一样	0
	不像以前那样多	1
	只有一点儿	2
	基本上没有了	3
2. 我能够哈哈大笑,并看到事物好的一面	我经常这样	0
	现在已经不大这样了	1
	现在肯定不是太多了	2
	根本没有	3
3. 我感到愉快	根本没有	3
	并不经常	2
	有时	1
	大多数时候	0
4. 我对自己的仪容(打扮自己)失去兴趣	肯定	3
	并不像我应该做到的那样关心	2
	我可能不是非常关心	1
	我仍像以往一样关心	0
5. 我对一切都是乐观地向前看	差不多是这样做的	0
	并不完全是这样做的	1
	很少这样做	2
	几乎从来不这样做	3

续表

问题	回答	评分
6. 我好像感到情绪在渐渐低落	几乎所有的时间	3
	很经常	2
	有时	1
	根本没有	0
7. 我能欣赏一本好书或一项好的广播或电视节目	常常	0
	有时	1
	并非经常	2
	很少	3

　　评估结果的解释:具有抑郁情绪反应,总评分11分以上,说明有严重的抑郁情绪,需要提供心理帮助,以及服药治疗,可转入专科医院。具有抑郁情绪反应,但总分8~10分,可提供心理帮助。

2. 焦虑患者信息评估及检出

　　(1)临床表现:焦虑症的临床症状主要包括以下几方面,重大事件往往是诱发原因,提示可能存在焦虑情绪,需要进行进一步评估。

　　1)与处境不相称的紧张不安、恐惧惊慌的情绪。

　　2)反复出现的惊恐发作,伴濒死感、窒息感或失控感。典型表现是患者在日常生活中,突然出现强烈的恐惧感,惊恐万分,似乎死亡即将来临,或即将失去理智而惊叫。

　　3)精神运动性不安:常有恐慌的预感,终日心烦意乱,坐卧不宁,忧心忡忡,好像不幸即将来临。注意力难以集中,记忆力减退,对周围事物缺乏兴趣。

4)伴有躯体不适感的自主神经功能障碍:自主神经功能亢进症状,如心悸、胸闷、气急、多汗、口干、胃部不适、恶心、腹痛、腹泻、尿频、早泄、月经紊乱、头痛、肌肉酸痛、乏力等。

(2)辅助筛查工具:可指导患者采用自评量表对焦虑情绪进行筛查(表4-6、表4-7)。

表4-6 焦虑筛查量表(GAD-7)

指导语:在过去的两周里,你的生活中以下症状出现的频率有多少?把相应的数字总和加起来。

问题	0=完全不会	1=偶尔几天	2=一半以上的天数	3=几乎每天
1. 感到不安、担心及烦躁	0	1	2	3
2. 不能停止或无法控制担心	0	1	2	3
3. 对各种各样的事情担忧过多	0	1	2	3
4. 很紧张,很难放松下来	0	1	2	3
5. 非常焦躁,以至无法静坐	0	1	2	3
6. 变得容易烦恼或易被激怒	0	1	2	3
7. 感到好像有什么可怕的事会发生	0	1	2	3

总分:_____

评估结果的解释:GAD-7用来评估被调查者近两周是否存在焦虑状态,包括7个条目,分数范围0~21分,分数越高症状越重。GAD-9≥10分,说明有明显的抑郁状态。

表4-7 医院焦虑情绪自评表

问题	回答	评分
1. 我感到紧张(或痛苦)	几乎所有时候	3
	大多数时候	2
	有时	1
	根本没有	0
2. 我感到有点害怕,好像预感到有什么可怕的事情要发生	非常肯定和十分严重	3
	有,但并不严重	2
	有一点,但并不使我苦恼	1
	根本没有	0
3. 我的心中充满烦恼	大多数时间	3
	常常如此	2
	有时,但并不经常	1
	偶尔如此	0
4. 我能够安闲而轻松地坐着	肯定	0
	经常	1
	并不经常	2
	根本没有	3
5. 我有点坐立不安,好像感到非要活动不可	确实非常多	3
	是不少	2
	并不很多	1
	根本没有	0

续表

问题	回答	评分
6. 我突然发生恐慌感	确实很经常	3
	时常	2
	并非经常	1
	根本没有	0
7. 我感到有点害怕,好像某个内脏器官变坏了	根本没有	0
	有时	1
	很经常	2
	非常经常	3

评估结果的解释:具有焦虑情绪者,总评分 11 分以上,说明存在严重的焦虑情绪,需要提供心理帮助,以及服药治疗,可转入专科医院。具有焦虑情绪反应,但总分 8~10 分,可提供心理帮助。

3. 心理压力水平评估 目前心理压力测量表种类很多,下面介绍几种常见量表。

(1)社会再适应评定量表:Homes 和 Rahe 社会再适应评定量表是一个测量压力和疾病关系的工具,询问在过去的 6 个月是否具有以下情况,具体见表 4-8 及表 4-9。

表 4-8 社会再适应评定量表（SRRS）

等级	生活事件	评分	等级	生活事件	评分
1	丧偶	100	18	工作性质变化	36
2	离婚	73	19	一般家庭纠纷	35
3	夫妻分居	65	20	借贷大笔款项	31
4	坐牢	63	21	取消抵押或贷款	30
5	直系亲属死亡	63	22	工作责任改变	29
6	受伤或疾病	53	23	子女长大离家（如结婚或上大学）	29
7	结婚	50	24	法律问题的困扰	29
8	被解雇	47	25	取得杰出成就	28
9	复婚	45	26	妻子开始或停止工作	26
10	退休	45	27	上学或毕业	26
11	家庭成员健康变化	44	28	生活条件改变	25
12	怀孕	40	29	个人习惯改变	24
13	性生活不协调	39	30	与上司闹矛盾	23
14	家庭增加新成员	39	31	工作时间或条件改变	20
15	调整工作	39	32	迁居	20
16	经济状况变化	38	33	转学	20
17	好友死亡	37	34	娱乐方式改变	19

续表

等级	生活事件	评分	等级	生活事件	评分
35	宗教活动改变	19	40	饮食习惯改变	15
36	社会活动改变	18	41	休假	13
37	小额抵押或贷款	17	42	过重大节日	12
38	睡眠习惯改变	16	43	轻微违法(如收到交通罚单或闯红灯)	11
39	一起生活的家庭成员数目变化	15			

表 4-9　总分及压力水平分析

分数	生活改变程度	心理影响
>300	主要生活改变	1 年内主要疾病
250~299	严重的生活改变	疾病抵抗力减弱
200~249	中等程度生活改变	抑郁
150~199	轻微生活改变	淡漠、偶尔抑郁
0~149	很小的生活改变	健康状况良好

(2)压力量表:JM.Wallace 的压力量表要求受试者用大约 8 分钟的时间填写,不要在每一个项目上花太多时间考虑(表 4-10、表 4-11)。

表 4-10 压力量表

项目	压力描述	频率				
		总是 4	经常 3	有时 2	很少 1	从未 0
1	我受背痛之苦					
2	我的睡眠不定且睡不安稳					
3	我有头痛					
4	我腭部疼痛					
5	若需等候,我会不安					
6	我的后颈感到疼痛					
7	我比多数人更神经紧张					
8	我很难入睡					
9	我的头感到紧或痛					
10	我的胃有毛病					
11	我对自己没有信心					
12	我对自己说话					
13	我忧虑财务问题					
14	与人见面时,我会窘怯					
15	我怕发生可怕的事					
16	白天我觉得累					
17	下午我感到咽喉痛,但并非由于染上感冒					
18	我心里不安、无法静坐					

续表

项目	压力描述	频率				
		总是 4	经常 3	有时 2	很少 1	从未 0
19	我感到非常口吃					
20	我有心脏病					
21	我觉得自己不是很有用					
22	我吸烟					
23	我肚子不舒服					
24	我觉得不快乐					
25	我流汗					
26	我喝酒					
27	我很敏感					
28	我觉得自己像四分五裂					
29	我的眼睛又酸又累					
30	我的腿或脚抽筋					
31	我的心跳加速					
32	我怕结识人					
33	我手脚冷					
34	我患便秘					
35	我未经医师指示使用各种药物					
36	我发现自己很容易哭					
37	我消化不良					
38	我咬指甲					
39	我耳中有嗡嗡声					
40	我小便频密					

项目	压力描述	频率				
		总是 4	经常 3	有时 2	很少 1	从未 0
41	我有胃溃疡					
42	我有皮肤方面的毛病					
43	我的咽喉很紧					
44	我有十二指肠溃疡					
45	我担心我的工作					
46	我口腔溃烂					
47	我为琐事忧虑					
48	我呼吸浅促					
49	我觉得胸部发紧					
50	我发现很难做决定					

表4-11　总分及压力水平分析

分数	分析
≥96	这个分数表示极度压力反应正在伤害你的健康。你需要专业治疗师给予一些忠告,帮助消减你对压力的知觉,改良生活质量
85~95	这个分数表示你正承受太多的压力,并损害你的健康,并令人际关系发生问题。你的行为会伤害自己,也可能会影响他人,因此,对你来说,学习如何减除自己的压力反应是非常重要的。你可能必须花许多时间做练习,学习控制压力,也可以寻求专业帮助

分数	分析
74~84	这个分数表示你的压力程度中等,有可能对健康不利。你可以仔细反省自己对压力如何做出反应,并学习在压力出现时,控制自己的肌肉紧张,以消除生理刺激反应
63~73	这个分数表示你在生活中的兴奋与压力是适中的。偶尔会有一段时间压力太多,但你也许有能力去应对压力,并且很快地回到平静的状态,因此对你的健康并不会造成威胁
52~62	这个分数表示你能够控制自己的压力反应,你是一个相当放松的人,也许你对于所遇到的各种压力,并没有将它们解释为威胁,所以你很容易与人相处,可以毫无惧怕地胜任工作,也没有失去自信
41~51	这个分数表示你对所遭遇的压力没有足够的反应,甚至是不当一回事,好像并没有发生过一样。这对你的健康不会有什么负面影响,但你的生活缺乏适度的兴奋,因此趣味也有限
30~40	这个分数表示你的生活可能是相当沉闷的,即使刺激或有趣的事情发生了,你也很少做出反应。可能你必须参与更多的社会活动或娱乐活动,以增加你的压力激活反应
19~29	如果你的分数这个范围内,也许意味着你在生活中所经历的压力经验不够,或是并没有正确地分析自己。你最好更主动些,在工作、社交、娱乐等活动上多寻求些刺激

(三) 处理建议

1. 转诊

(1)抑郁患者转诊:具有典型抑郁情绪者,医院抑郁情绪自评表 11 分以上或 PHQ-9 评分 10 分以上,转诊到专门的精神科门诊治疗。

(2)焦虑患者转诊:具有典型焦虑情绪者,医院焦虑情绪自评表 11 分以上或 GAD-7 评分 10 分以上,转诊到专门的精神科门诊治疗。

(3)心理压力患者转诊:一般来说具有以下特点的患者需要心理专科帮助,可转诊到心理专科门诊。

1)压力事件发生时,有明显的或不寻常的症状。

2)压力水平严重影响生活的诸多方面,并处于恶性循环。

3)患者希望得到专业帮助。

4)压力引起重要的功能紊乱,如严重的腹泻、头痛或胸痛。

2. 心理指导

(1)抑郁患者:总评分 8~10 分,以及经专科医院治疗后的抑郁患者可接受心理指导。

(2)焦虑患者:总评分 8~10 分,以及经专科医院治疗后的抑郁患者可接受心理指导。

(3)心理压力患者

1)对于较轻的心理压力患者,没必要强调减轻压力。虽然存在较强的心理压力,但并没有其他问题,能够应对,这种压力可能起到积极作用,只需要提供缓解心理压力的一般知识即可。

2)对于较强的心理压力患者,自己应对困难的,心理医师需要和患者共同制订压力管理计划。

(四)提供帮助

制订压力管理计划,对于所有需要缓解心理压力者,具有大致相同的工作步骤和计划,但是针对不同的压力源运用的具体技能不尽相同。对于不同的个体应具有特异性。

1. 压力源分析和处理

(1)压力源分析

1)将产生压力的问题列出清单:让患者充分地倾诉,倾诉可使患者减轻心理压力,同时有助于我们归纳、分析压力源。另一种方法是让患者写出压力产生的主要原因,使清单尽量包括所有导致压力或焦虑情绪的所有问题。根据以上信息归纳出患者产生压力的原因属于哪一类,压力源必须得到患者的认同,有助于患者针对压力源采取措施。

2)找出可避免的压力:在所有压力源中,列出患者可掌控的压力,这类压力通过采取一定的手段比如直接采取行动、合理安排时间以及委托他人等方法消除。

3)找出可能避免的压力:对有些压力的掌控可能具有不确定性,其中有受患者控制的也有受别人控制的,只有进行一定的研究和分析,才能清楚地认识,并增强对它的控制。

4)找出不可避免的压力:剩余的压力可能超出了患者的控制范围,人际关系中的很多压力属于这个类型。

(2)压力源处理

1)对于可消除的压力源:针对可避免的压力源,制订去除压力源的方法、实施步骤和实施时间。经常采取的方法如下:①解决问题:交谈、变换工作方式,改善家庭条件。②切实的希望:压力产生的一个重要来源就是不切实际的希望,人们经常因为某些事烦恼,并不是因为它确实能产生压力,而是没有达到他们的希望。若希望是符合实际的,生活中的很多事会可预料或更容易处理,人们会觉得自己能对很多事做很好的计划和准备。

2)针对能避免的压力源:对于能避免的压力源要做到从紧张的环境走开,或改变路径避开压力源。经常采取的方法如下:①学会说"不":由于不说"不",人们成为不情愿的奴隶,不断牺牲自己的想法和愿望,因而生气、心烦。对于额外的责任、过分的要求和没有意义的活动说"不",可以减轻很多压力。要认识到我们有权利说"不";不要给予过多的诺言和责任,只答应自己打算要做并且真正能做的事;不要匆忙答应别人的请求,允许自己有一段时间考虑;提供可变化的可能,今后某个事件可能会接受这个请求。②学会放弃:如果只要在某个环境中就会存在压力,比如现在从事的工作、正在交往的朋友等,不妨改变环境,如换一个工作。

3)接受不能控制的压力源:对于不能去除的压力源,比如慢性疾病,要正视它的存在,并采取积极乐观的态度对待。经常采用的方法:积极的态度面对,用产生压力最小的方式看待它。把它作为生活中常规的事情,合理设置目标、安排解决问题。分散和转移注意,有意识地安排其他事情,不总在纠结一件事情。

2. **改变看待事物的方式** 了解对待压力的态度和采取的措施,分析患者对待压力的态度及处事方式有助于我们有的放矢地引导患者改变或调整看问题的方式,从而缓解心理压力。针对患者看待事物的方式指导患者学习以积极的态度看待事物。

3. **放松练习** 放松主要是通过肌肉、骨骼关节和呼吸的放松以及神经放松等基本动作来降低机体能量的消耗,从而达到控制情绪和缓解压力的目的。每天 1~2 次,每次 20 分钟放松练习很有好处。放松包括:呼吸放松、精神放松、肌肉放松等。但初学者需要专业人员的指导,尤其是有心脏病、癫痫、高血压、糖尿病和有心理问题者。

(1) 放松的准备和过程

1) 找到一个合适的地方,安静且没人打扰。

2) 坐在椅子上,后边有舒服的靠背,双脚放到地板上,手放在膝盖上,平均分配身体的重量(也可躺着)。

3) 保持松懈。

4) 呼吸放松,慢慢深呼吸。

5) 运用先紧张后松懈的原理,肌肉紧张后松懈时有很放松的感觉,并将放松的感觉扩大到其他部位。

6) 心理放松和肌肉放松带动全身放松。

(2) 呼吸放松

1) 采用腹式呼吸,使腹部随呼吸起伏(胸式呼吸很难得到放松)。

2) 深长呼吸,改变呼吸频率(每分钟呼吸 10 次,而不是 14~16 次)。

3) 深吸气后,慢慢呼气(从 1 数到 10)。

4) 注意放松的感觉。

(3) 精神放松

1) 保持一个很舒服的坐姿或者舒服地躺着。

2) 缓慢自然地呼吸,随着每次呼吸逐渐放松。

3) 想象一个愉快的场景,比如一个湖、蓝天和流动的白云、一个美丽的公园、草原,取代所想的其他任何东西。

4) 想象的场景逐渐退去,脑中什么东西都没有,只有灰色或黑色的背景,忽视一切可见的情景。

5) 静静地过几分钟,欣赏这种想象和转变。

(4) 肌肉渐进放松:努力收缩一组肌肉,然后放松,将放松的感觉通过想象扩大到全身,闭上眼睛慢慢地呼吸,你会感觉整个身体是多么放松。

1) 手和前臂肌肉放松:①握紧右拳 5~7 秒,注意手和前臂的紧张程度,然后松开手 20~30 秒,体会紧张后放松的感觉,然后重复;②深吸气后慢慢呼气,你会觉得紧张已经离开你的身体;③左拳重复以上的步骤;④弯曲右肘,收缩肱二头肌,注意紧张的感觉,伸直胳膊体会松懈的感觉;⑤右臂重复以上操作。

2) 颈部、肩、嘴巴、额头肌肉放松:①挑起眉毛,皱起前额 10 秒,然后舒展额头,体会放松的感觉;②紧紧闭眼睛 10~15 秒,然后保持眼睛轻轻地闭着,体会紧张和放松的感觉;③闭上嘴巴,对紧牙齿,然后放松,保持嘴唇轻轻分开;④头向后倾,感到颈部拉紧,然后头先后转向左侧和右侧,伸直颈部后头向前倾,下巴抵住前胸,然后头保持在一个合适的位置,体会紧张与放松的感觉;⑤耸肩,感觉颈、肩和背部紧张,放下肩膀感觉放松,然后耸肩分别向上、向前、向后,放下肩膀而放松。

3) 臀部、腿、脚部肌肉放松:①分别弯曲左侧及右侧臀部和大腿,使脚后跟贴近大腿,然后放松,重复以上操作;②脚向脸部弯曲,感觉胫部紧张,然后放松,重复以上操作；③脚趾头向下绷紧，然后放松，脚趾头向上绷紧然后放松，重复以上操作。

（5）瑜伽冥想放松：瑜伽冥想放松术结合了多种放松技术（呼吸放松、肌肉放松、精神放松），可以使身心都得到放松。推荐晚上进行，最好先进行一下肢体的拉伸运动或室外活动，然后在引导语提示和音乐中进行放松。

4. 提高机体对抗压力的能力

（1）身体防御

1）减少咖啡因的摄入：咖啡因也是药物，是使身体产生压力的很强的刺激物。停用咖啡因3周以上，就会明显感到轻松、神经质减轻、睡眠好转、精力充沛。

2）规律体育锻炼：在任何压力状态下，运动都是重要的缓解压力的措施。提倡每周3~5天，每天30分钟的中等强度的有氧运动。

3）休息和睡眠：睡眠是重要的缓解压力的方法，慢性压力的患者经常感到疲乏甚至失眠。充足的睡眠可使人感到精力充沛，适应性提高。睡眠的时间长短因人而异，一般人7~8小时。充足睡眠的标准：晨起精神振作、白天精力充沛、并且能自然觉醒。如果感觉睡眠不是很充足，可早睡半小时至1小时。仍感睡眠不足，可再早睡半小时。白天短时（5~20分钟）固定时间的睡眠也是有益的，可使人恢复活力。睡眠对于缓解压力保持良好的状态非常重要。

4）工作和休闲平衡：休闲是减轻压力的最快乐的方法，它可以有效对抗工作产生的压力。休闲的时间和水平与压力成反比，休闲时间越少，产生的压力越大。休闲活动形式多样,可据自己的习惯和爱好选择,例如体育锻炼、义娱活动、社交活动等。

(2)情绪和态度防御:将注意力放在自己好的一面,不要总是批评自己的弱点;不要总是回味自己遭遇的不幸;肯定自己的情感并且自我疏导;正视目前的问题;尽量改变自己而不是试图改变别人;改变自己的认知,你认为这是困难,那么它就是困难,你不认为它是困难,它就不是困难。

(3)精神防御:回忆以前经历的美好时光或温暖感人的故事或曾经置身的风景优美而旷远的景色;帮助别人或做对别人有益的事情,对他人充满善意或感激;参加群体活动或者娱乐活动。

5. 脑卒中患者的情绪管理 心理压力一旦产生,必然伴随着情绪的变化,而情绪又作为一种刺激反馈到人的身上,使人产生更强的压力感。情绪是可以控制的,通过情绪控制,人们会获得一种和谐的情绪,这种情绪让人放松,让人包含爱、宽容、向往和积极。如果经常练习,会改变面对压力的习惯和态度。

(1)情绪肯定:悲伤可以有效地帮助人们恢复控制感,防止自己的心灵受到压抑,承认自己悲伤的情绪是治愈心灵痛苦的重要的一步。

(2)情绪释放

1)倾诉:倾诉的对象可是自己信赖的人,也可以是物或者场景,比如广阔的天空、大海、草原等。

2)寻找出气筒:比如摔打变形球。

3)锻炼:挥洒汗水和情绪。

（3）情绪疏导：对于不善于发泄或释放情绪的脑卒中患者，需要进行情绪疏导。

1）引导患者倾诉或哭诉或者写出来。

2）带患者到过去喜欢去的地方，比如海边、草原等。

3）倾听音乐。

4）从患者的感受出发进行安慰和劝解。

（4）消除紧张情绪：消除紧张情绪的一个重要方法是培养幽默感或在感到紧张、压力大时，找一些幽默的笑话、相声、漫画、书籍等来听或看，并开怀大笑，刺激大脑产生儿茶酚胺。儿茶酚胺可帮助人们减轻疼痛和不舒服感，消除厌烦、忧郁和紧张的心理状态。

（5）和谐情绪：练习转换压力的关键是用自己的力量调节情绪和感知，不需要控制患者的处境和面对的形式。用心调节交感和副交感神经的和谐，同时通过默想和感受获得和谐的情绪。

将注意力放在呼吸上，进行深长而平稳的呼吸，在吸气的时候可以想象一个美的场景，呼气的时候想象在那美的场景中尽情地表现自己；也可以想象一个充满爱的故事或场景，慢慢将自己置身其中，感受自己被爱包围。通过呼吸调节使交感和副交感神经调节达到和谐，同时达到情绪的和谐。患者可以在早上、中午工作前、睡前或者任何需要的时候进行，每次只需要几分钟，就会拥有一种完全不同的心情和心态，这有助于提升激情、成就感和应对问题的积极性。

（6）激励和支持

1）增强自信：脑卒中患者由于肢体出现不同程度的

失能,影响了生活质量,有时会产生悲观情绪,对自己今后的生活缺乏信心。对于具有抑郁倾向的脑卒中患者培植其生活的信心非常重要,这需要患者和患者的支持团队的共同努力。首先患者的支持团队经常肯定患者的努力,赞扬其取得的进步以及行动的积极性,并且激励患者更进一步的努力和行动。通过他人的肯定和鼓励使患者认识到自己状况的改善,并且通过自己的努力能继续得到改善;自己不但能做事情,而且能把事情做好;自己不仅能照顾自己还能给家人或者周围人提供帮助。

2)提高兴奋性:具有抑郁倾向的脑卒中患者往往对很多事情表现出淡漠和/或缺少兴趣,因此重新提高患者的兴奋性是帮助患者的重要内容。可以从三个方面考虑:①从患者感兴趣的事情做起,不断扩大其兴趣面;②促进患者与其以往喜欢和信赖的朋友进行交流,并带动患者共同进行有意义的活动;③有意识培养患者新的爱好和兴趣。

3)获得社会支持:建立由亲人、朋友、同事、邻里、医师等患者信赖的人组成的社会支持系统,这些支持系统不仅可以为患者提供物质和精神的帮助,还能提供情感的支持。不管遇到什么困难,患者都会找到能给自己提供帮助的对象,找到自己可以倾诉的对象。

(五)随访

1. 随访目的

(1)随时为患者提供帮助。

(2)为患者的行为改变树立信心。

（3）了解行为改变情况。

（4）了解行为改变的维持情况。

（5）提供社会支持。

（6）预防复发。

2. **随访方法**

（1）电话随访。

（2）预约面对面随访。

第四节　戒烟与限酒指导

一、控烟策略概述

戒烟是疾病管理中较难实施的领域之一。烟草依赖是一种慢性成瘾性疾病,具有高复发的特点,自行戒烟率低。WHO 已将烟草依赖作为一种疾病列入国际疾病分类（ICD-10）（F17.2,属精神神经疾病）。引起吸烟成瘾的因素主要包括三大类:生物学因素、心理学因素和社会文化因素,而且这三种因素相互作用,相互影响。戒烟不但是一种生理矫正,亦是一种行为心理矫正。治疗烟草依赖,行为咨询指导和药物治疗单独使用均有效,联合使用咨询和药物治疗的综合措施效果更优。

二、戒烟干预步骤与方法

5A 模式可以直接、快捷地确认那些有意戒烟的吸烟者,并确认如何采取较佳的途径帮助他们成功戒烟。5A 模式包括:询问（ask）、评估（assess）、建议（advice）、帮助（assist）、随访（arrange）。

帮助戒烟流程如下。

（一）询问并记录患者的吸烟状况

询问每位就诊者，包括从未出现过任何与吸烟有关症状的患者的吸烟情况：您目前是否吸烟？对于吸烟者，询问吸烟年限、吸烟量，最近是否考虑（再次）尝试戒烟。对于不吸烟者，特别是过去曾经吸烟现已戒烟者，应对其不吸烟表示赞赏。

将吸烟状况清楚地记录在病历上或者录入信息系统。注意保证记录随时更新，并在病历中标明吸烟者所处的阶段。

（二）评估吸烟者的戒烟意愿

戒烟动机和决心大小对于戒烟成败至关重要。并非所有吸烟者都有戒烟意愿。但是大多数吸烟者都曾尝试过戒烟，有的人甚至进行过多次戒烟尝试。因此，对吸烟者进行干预时，了解该吸烟者的戒烟意愿程度非常重要，有助于提供适当的帮助。可通过询问戒烟的兴趣与意愿判定戒烟动机，例如询问：您想尝试戒烟吗？

1. 戒烟意愿的五个阶段 戒烟意愿改变模型是用来判断吸烟者的戒烟意愿，以及戒烟行为改变阶段的简易模型。根据吸烟者的戒烟意向将其改变过程分成五个连续的阶段：尚未准备戒烟期（在未来的 6 个月内尚未打算戒烟）；考虑戒烟期（打算在未来的 6 个月内戒烟）；准备戒烟期（计划在未来 1 个月内确定具体戒烟日期）；戒烟行动期（已经戒烟，但时间少于 6 个月）；戒烟维持期（保持不吸烟状态 6 个月以上）；复吸期（保持不吸烟一段时间后再次吸烟)。在成功戒烟前,吸烟者可能会在打算戒烟和采取戒烟行动两阶段间循环多次。疾病管理者针对吸烟者所处特定阶段提供相应的指导与帮助,将有助于提高他们戒烟成功的可能性。

2. 尼古丁依赖程度评价 建议使用国际上通用的 Fagerstrom 尼古丁依赖测量表(表 4-12)。

表 4-12　Fagerstrom 尼古丁依赖测量表(FTND)

问题	FTND	分值
1. 通常在早晨醒来后多长时间吸第一支烟	≤5 分钟	3
	6~30 分钟	2
	31~60 分钟	1
	>60 分钟	0
2. 你是否在许多禁烟场所很难控制吸烟的需求	是	1
	否	0
3. 你认为哪一支烟你最不愿意放弃	早晨第一支	1
	其他	0
4. 你每天吸多少支香烟	≤10	0
	11~20	1
	21~30	2
	≥31	3
5. 晨起后第一个小时内的吸烟量是否比其他一小时内吸烟多	是	1
	否	0
6. 你卧病在床时是否仍旧吸烟	是	1
	否	0

注:0~2 分,很低;3~4 分,低;5 分,中等;6~7 分,重度;8~10 分,极重度。

（三）积极劝说所有吸烟者戒烟

结合吸烟者的年龄、身份、健康情况、病史、吸烟行为特征等，明确、有力地反复提出个体化的戒烟建议。强调戒烟的重要性。向患者发放文字宣传材料。

1. "5R"动机干预模型 对于目前还不想戒烟的吸烟者，应强化戒烟动机。促使吸烟者下定戒烟决心的实用有效的措施是使用"5R"动机干预模型。干预时，尽可能选择患者最容易接受的方式。宣教应中肯客观、个体化，避免夸大其词。有条件者，可以通过仪器（如 CO 呼出量分析仪）测试的方式刺激吸烟者做出戒烟的决定。

(1) 相关（relevance）：向吸烟者提供的教育、劝导要与吸烟者本人及其身边的人密切相关，要切中每位戒烟者所关心的问题，教育信息要围绕其本人的年龄、身份、身体状况、病史、家庭状况、以往的戒烟经历等，以求使说服力更大。

(2) 危害（risk）：告知吸烟者吸烟的短期和长期危害，强调与其个人关系最大的危险。同时，还应强调吸低焦油或低尼古丁含量的烟草制品并不能真正减低吸烟的害处；被动吸烟危害家人健康。

(3) 报偿／益处（rewards）：使吸烟者认识到戒烟能带来的切身益处，强调那些和吸烟者最可能相关的益处。如：有利于现患疾病的恢复、延缓衰老、节省花销、保护孩子和家人免遭被动吸烟危害等。

(4) 障碍（roadblocks）：医师应引导吸烟者了解戒烟过程中可能遇到的各种障碍，并教授处理技巧。如：戒断症状、信心不足、缺乏支持等。

（5）重复（repetition）：利用每次与患者接触或沟通的机会，反复强化动机干预，不断鼓励患者积极尝试戒烟。对于有过戒烟失败经历者，告知大多数人在成功戒烟之前要经历多次反复。

2. 吸烟与被动吸烟的危害　吸烟是人群心脑血管疾病的发病与死亡的独立危险因素之一。吸烟与冠心病、高血压、脑卒中等疾病密切相关。目前吸烟者脑卒中发病和死亡的相对危险，男性为 1.28 和 1.13；女性为 1.25 和 1.19，且随着吸烟量的加大危险上升，日吸烟量 20 支以上者脑卒中发病危险增加 36%。中国 35~64 岁人群中，吸烟者急性缺血性脑卒中事件和急性出血性脑卒中事件的发病危险分别是不吸烟者的 1.37 倍和 1.21 倍。

被动吸烟吸入的烟雾中含有多种有毒物质和致癌物，会增加血液黏稠度，伤害血管内膜，引起动脉硬化、脑血管供血不足，增加脑卒中发病的危险。对中国上海 60 377 名妇女的调查显示，家中被动吸烟的妇女，患脑卒中的危险性随丈夫每天吸烟量的加大而增高，丈夫每天吸烟量为 1~9 支、10~19 支和 ≥ 20 支，妻子脑卒中患病危险分别为 28%、32% 和 62%。

3. 戒烟的益处　戒烟有益于提高自己的生活质量、他人的健康以及吸烟者自身的健康。任何时间戒烟都不算迟，而且最好在出现严重健康损害之前戒烟。明确告知患者烟害不完全可逆，越早戒烟越好！注意强调与患者最相关的益处。研究显示，吸烟者戒烟 1 年内动脉硬化危险就可减至吸烟者的一半。

(四) 帮助吸烟者戒烟

对于已经决定戒烟的吸烟者,提供个体化的戒烟帮助。应对整个戒烟过程干预,促使吸烟者改变行为和环境,引导建立一整套的健康的生活方式。帮助确定戒烟日期,并为他们提供戒烟材料、明确戒烟支持、分析戒烟障碍、指导使用戒烟药物治疗、推荐戒烟门诊,并根据以上内容制订个体化的戒烟计划。

1. 准备阶段

(1)强调戒烟的可能性,表达对其戒烟能够成功的信心,同时提供有帮助的行为提示。

(2)不断强化戒烟的决心,让患者列出戒烟的种种理由。对于某些患者,采取签订合约的方式可能会更具促动力。增强成功戒烟的信心。

(3)帮助制订个体化的戒烟计划

1)确定戒烟日期(最好在2周内)。

2)营造"无烟"环境,避开吸烟环境,暂时避开吸烟的朋友。

3)鼓励患者宣布戒烟的决定,争取家人、朋友的支持。

4)和患者一起回顾其以往的戒烟经历,总结经验教训,明确戒烟的促进因素和妨碍因素。

5)预见可能遇到的问题,提供帮助患者对抗戒断症状的预测性指导——介绍戒断症状和复吸,教授有效可行的基本应对技能。

(4)制订一个包括充足水分和健康零食的健康饮食

计划,以及增加运动的计划。

(5)鼓励患者培养能使自己不吸烟的新习惯,代替旧习。

(6)告知联系方式,便于患者能够随时与医师沟通。

2. **采取戒烟行动阶段** 重点放在帮助处理出现的戒断症状、指导使用辅助戒烟药物、常见问题咨询。

(1)在戒烟日当天断然戒烟。

(2)帮助戒烟者完成对自己的吸烟类型和行为的分析与评价,了解吸烟的生理、心理依赖性与习惯性,寻找应对措施与具体方法。

(3)处理戒断症状:吸烟成瘾是一种由于对烟草的依赖性增强而产生的行为,尼古丁则是形成烟草依赖的物质基础。尼古丁引起的生理性依赖通常还会导致吸烟行为依赖,如吸烟者常会有不自觉地掏烟和点烟动作。尼古丁依赖,又称烟草依赖,具有药物成瘾的全部特征。WHO专家委员会将药物成瘾正式定义为:由于反复使用某种药物所引起的一种周期性或慢性中毒状态。具有以下特征:①有一种不可抗拒的力量强制性地驱使人们使用该药物,并不择手段去获得它;②有增加剂量的趋势;③对该药的效应产生精神依赖,并一般都产生躯体依赖;④对个人和社会都产生危害。躯体依赖,又称生理依赖,即反复使用依赖特性药物,一旦停止用药,将发生一系列具有特征性的令人难以忍受的症状与体征。吸烟者戒烟后出现烦躁不安、易怒、焦虑、情绪低落、注意力不集中、失眠或睡眠障碍、心率降低、食欲增加等均为停止吸烟后的戒断症状。精神依赖,又称心理依赖,表现为对药物的强烈渴求。尼古丁与其他成瘾物质如海洛因、可卡因、酒精等相似,在中枢神经系统尼古丁与α2β4尼古丁胆碱能受体结合,导致多巴胺释放的增加,进而带来平静愉悦感,满足心理需要。尼古丁与受体竞争性结合使得受体激活延长,受体上调,当尼古丁水平下降时,受体恢复到开放状态,引起高应激状态,导致觅烟草行为。从烟草中反复摄取尼古丁会导致大脑的神经通路发生变化,从而在戒烟时会产生强烈的吸烟欲望。

处理好戒断症状对戒烟的成败很重要。戒烟后的2周是戒断症状最严重,也是最需要得到支持与帮助的关键时期。可以教授尝试以下小方法对抗吸烟欲望:吸烟欲望强烈时,尽量延迟吸烟;做一些使自己无法吸烟的事情,如刷牙、织毛衣、运动、种花、嘴里嚼些东西等替代行为;想吸烟时做深呼吸;喝足量的水或果汁;与他人讨论、交流,特别是要与疾病管理者随时沟通。时刻提醒自己这些症状背后的益处。

建立一整套的健康的生活方式,饮食清淡,多吃水果、蔬菜;避免酒、浓茶等刺激性饮料与食物。保证睡眠。增加体育锻炼既有助于戒烟,本身又是健康生活方式的一部分。精神压力大者,可采取运动锻炼,做精神放松练习等放松活动缓解紧张。烟瘾强烈者,在医师的指导下使用辅助戒烟药物。此外,可利用戒烟门诊咨询等资源。

(4)指导使用戒烟药物:已经公认,在行为干预的基础上加上药物治疗戒烟效果更好。药物具有促进戒烟的益处,使用辅助戒烟药物加上心理咨询指导能够使戒烟成功率提高 2 倍以上。烟草依赖有多种有效的药物可供使用,除非有禁忌证或疗效证据不足的特殊人群(如妊娠妇女、无烟雾烟草使用者、轻度吸烟者、青少年)外,医师应该鼓励所有尝试戒烟者使用一种或多种戒烟药物。

目前世界卫生组织推荐的 7 种戒烟药物(5 种尼古丁制剂和 2 种非尼古丁制剂)均具有可靠的提高长期戒烟率的疗效。主要包括:①尼古丁替代品,具体形式有尼古丁咀嚼剂 / 口香糖、尼古丁吸入剂、尼古丁喷鼻剂、尼古丁贴片、尼古丁舌下含片。②盐酸安非他酮。③酒石酸伐尼克兰。上述药物可单独使用,必要时也可考虑联合用药。咨询指导能增加戒烟药物的效力。

尼古丁替代治疗(NRT):在停止吸烟的同时使用尼古丁替代品,主要是以非烟草的形式,部分提供原来从香烟中获得的尼古丁,以缓解戒断症状,减轻吸烟欲望,一旦达到戒烟的目的应逐步停止使用。已证实,尼古丁替代递减治疗是一种有效的戒除烟瘾的治疗手段,可减轻尼古丁戒断导致的常见或明显的症状,可提高戒烟成功率。

(五)维持戒烟阶段与复吸预防

维持阶段的重点任务是防止复吸。绝大多数患者复吸发生在 3 个月内,因此医师有必要随访患者,随时给予帮助和支持。

1. **随访方式** 随访可以采取打电话、门诊见面、发信件或邮件等方式。

2. **随访时间安排**　在开始戒烟后的 1 周内应进行随访。第 1 周内戒断症状严重,需要告诉戒烟者咨询电话,随时解决遇到的问题。1 个月内要进行第 2 次随访,同时应安排下次随访。3 个月时应第 3 次随访。1 年后评估。对复吸者,加强随访咨询力度,适当增加随访次数。

3. **随访内容**　随访时应紧扣主题,对吸烟者在戒烟过程中遇到的包括戒断症状在内的各种戒烟障碍应给予相应的帮助。对坚持戒烟者:应予以鼓励,了解戒烟药物的应用情况。对复吸者:帮助寻找复吸的原因和具体对抗方法;评估辅助戒烟药物的疗效和出现的问题;必要时,转诊患者接受专科戒烟咨询与治疗。需明确,复吸很常见,大多数吸烟者均有戒烟后复吸的经历,需要多次尝试才能最终戒烟。应将复吸作为很普通的现象对待,关键是要重建患者对戒烟的乐观态度,鼓励患者重新开始。根据经验,吸入深度大者、烟龄长者、既往戒断症状重者、女性以及戒烟期间有说谎倾向者较难戒烟,需格外关注。

最后再次强调:烟草依赖是一种慢性成瘾性疾病,具有高复发的特点。必须将烟草依赖作为一种慢性病对待,予以评估并反复干预。

三、限酒策略与方法

(一) 饮酒与脑卒中危险性的关系

高血压是中国人群脑卒中发病的最重要危险因素,故饮酒与血压的关系值得关注。研究证实重度饮酒与高血压之间存在关联。中年人长期每天饮酒 12g 可使血压升高 1mmHg；老年人和既往有高血压病史者，血压升高得更明显。现有的证据一致表明，大量饮酒（定义为>30g/d）是高血压的重要危险因素，使脑卒中的发病风险增加，在女性可能更为明显。少量有节制饮酒的研究结果比较混杂，一些研究发现少量饮酒对血压没有影响，或者使血压轻度下降；而另一些研究则报道血压随饮酒量的增加而增高。

2019 年 4 月，*Lancet* 发表了北京大学、中国医学科学院和牛津大学的合作性研究论文。该研究基于中国慢性病前瞻性研究（CKB）项目中 16 万名成年人的前瞻性随访数据和遗传学数据发现，随着饮酒量的增加，血压水平和脑卒中发病风险持续增加。该研究从遗传学角度分析了饮酒与脑卒中的因果关联，结果提示适量饮酒对脑卒中没有保护作用，即使少量饮酒也可能增加脑卒中的发病风险。故不推荐将适度饮酒的方法作为预防心血管病的措施，类似的保护效应可以通过适当的饮食与运动等措施获得。

（二）适度饮酒建议

多数成年人饮酒是适度的，发生饮酒相关问题危险性较低。然而，所有饮酒者，包括低危险者在内，皆应有饮酒相关的健康风险意识。医师应向患者提供有关饮酒危险性的知识与忠告。

每日饮用多少酒才算适度饮酒或安全饮酒呢？尽管国际上有每日安全饮酒剂量的标准，但因种族、个体素质、健康状况等的不同，适度饮酒量也因人而异，需结合其饮酒行为进行判断。

　　饮酒的危险性高低,可根据表 4-13 进行大致的判断,避免中等及高度危险性饮酒行为。

表 4-13　饮酒危险性分类

危险性	饮酒量	对身体和情绪的常见影响
低危险性	有理智的饮酒:每周有任何 1 天饮酒 1~2 标准饮酒单位,每周至少有 1 天不饮酒	增加放松程度,减少心脏病的危险
中等危险性	有害的饮酒:每周有任何 1 天饮酒 3~4 标准饮酒单位,<12 标准饮酒单位/周,每周至少有 1 天不饮酒	乏力,失眠,血压升高,动作不协调,忧郁或紧张,考虑问题不清楚,阳痿,开车或开机器容易出危险
高度危险性	危险的饮酒:每周有任何 1 天饮酒 ≥5 标准饮酒单位;或每周有一半以上的天数饮酒 ≥3 标准饮酒单位	除上述损害之外,可损害大脑,产生躯体依赖、记忆丧失,患严重疾病的风险增加(如肝硬化、头颈部肿瘤)

　　针对低风险饮酒者的建议:所有目前饮酒的患者均应适度饮酒。目前国际上广泛采用的饮酒安全剂量标准为:男性<2 标准饮酒单位/d,女性<1 标准饮酒单位/d;65 岁以上老年人<1 标准饮酒单位/d。这里的酒,包括日常生活中各种含酒精的饮料,如白酒、葡萄酒、啤酒、黄酒等。从医学的角度,比较准确地计算饮酒量的方法是将所饮的酒换算成饮用纯酒精的剂量。1 标准饮酒单

位相当于 12g 纯酒精,相当于 340g 瓶装啤酒,142g 红葡萄酒或白葡萄酒,42.5g 低度白酒。

(三) 酒精依赖

饮酒具有成瘾性,也称酒精依赖。少量或适量饮酒,可使人愉悦,缓解紧张情绪,减轻焦虑。但是,部分人经过长期饮酒后,酒量会逐渐增多,出现一系列的临床症状,这就表明已经形成酒精依赖,表现为强迫性的、连续或定期饮酒,以体验饮酒后的心理效应,或是为了避免由于戒酒所引起的不适感。现代医学认为酒精依赖是一种以精神症状为主的慢性脑疾病,成瘾是由于大脑结构或神经递质的传导出现问题所致。酒精依赖兼具有精神依赖性和躯体依赖性。精神依赖,表现为对酒的强烈渴求,躯体依赖表现为停止饮酒或骤然减少饮酒量 8~24 小时后出现心慌、出汗、失眠、易激惹、静坐不能、震颤,甚至意识障碍等一系列特征性的躯体不适症状,称为戒酒综合征。

酒精依赖一旦形成,治疗起来非常困难,戒酒者很难靠毅力控制自己的饮酒行为和饮酒量,很容易再次成为嗜酒者。由饮酒导致的疾病也就很难得到有效的治疗。虽然酒精依赖的发生和个体素质有关,但值得强调的是,青少年更容易形成酒精依赖,因此,青少年应避免饮用任何含有酒精的饮料。

(四) 指导患者改变饮酒行为

饮酒干预的目的是引导低风险饮酒模式,帮助有害饮酒者减少饮酒危险性。医师应该向患者提供有关饮酒危害的知识与忠告,向所有目前饮酒的患者提出个体化的适度饮酒建议。在患者咨询时,应注意技巧:采取同情的、非对抗的方式;应向患者提供几种改变行为的备选方案;强调患者自身对改变饮酒行为的责任;明确表达对患者改变饮酒行为的信心。

饮酒危险评估与简单干预采用 4A 模式。推荐的筛检与简单干预方法步骤如下:①第一步,询问饮酒情况(ask);②第二步,评估饮酒相关问题(assess);③第三步,提出适当的行动建议(advice)(如设立一个饮酒目标、禁酒、接受酒精治疗等);④第四步,随访监测 - 提供持续的支持(at follow-up:monitor & continue support)。

1. 询问饮酒情况

(1)询问所有患者:"你是否饮酒(包括啤酒、葡萄酒或含酒精饮料)?"

(2)对目前饮酒者,询问饮酒量:"你平均每周有几天饮酒?在你饮酒的日子,通常 1 天饮酒几杯?过去 1 个月你最多一次饮酒几杯?"

(3)对目前饮酒者,询问 CAGE 问题,即:

1)C(cut down):"你是否曾有过减少饮酒量的想法?"

2)A(annoy):"是否曾因有人指责你的饮酒行为而令你感到烦恼?"

3)G(guilty):"你是否对饮酒感到遗憾或内疚?"

4)E(eye opener):"你是否曾晨起后第一件事就是饮酒以稳定神经或摆脱宿醉(醒神酒)?"

对以上 4 个问题中的任何一个做出肯定回答,继续询问:

5)"这种情况过去1年是否发生过？"

如果患者具备以下特征，就可能存在饮酒相关问题：

饮酒量：男性每周饮酒超过14个标准饮酒单位，或者每次饮酒超过4标准饮酒单位；女性每周饮酒超过7标准饮酒单位，或者每次饮酒超过3标准饮酒单位。或者，过去1年对CAGE问题有一个及以上的肯定回答。

进行饮酒相关问题筛查的恰当时机：①作为常规体检项目；②在处方与酒精有相互作用的药物之前；③提出可能属于饮酒相关问题时。

2. 评估饮酒相关问题　对筛查出存在饮酒相关问题的患者，应对问题的性质与程度进行评价，确定问题的严重性：①发生饮酒相关问题的危险增加；②目前存在饮酒相关问题；③可能有酒精依赖。

(1)存在较高的发生饮酒相关问题的危险

1)指标：饮酒超过推荐的低危险剂量范围，或者饮酒处于高危险状态；饮酒相关问题的个人或家族史。

备注：多数情况下，饮酒量和罹患疾病(包括肝硬化、食管、喉、肝脏及乳腺肿瘤、高血压、脑卒中)的风险之间存在剂量 - 反应关系。

2)评估步骤

①询问特征性的饮酒模式："您达到目前的饮酒量有多久了？""您1周(或1个月)有几次饮酒量超过4标准饮酒单位？"

②询问个人史或家族史："您本人或直系亲属是否曾出现过饮酒相关问题？"

（2）目前存在的饮酒相关问题

1）指标：过去1年出现过1种或2种CAGE阳性体征；存在饮酒相关临床或行为问题的证据。

2）评估步骤：①回顾患者的病史，寻找与饮酒有关的医疗问题，如眩晕、慢性腹痛、抑郁、肝功能障碍、高血压、性功能障碍、外伤、睡眠问题等。慢性重度饮酒（≥3标准饮酒单位/d）同血清GGT（γ-谷氨酸转移酶）升高有关。这是过量饮酒的一个指征。②询问人际关系或工作有关问题："你是否曾因饮酒引起诸如家庭问题、工作或学习问题、意外/损伤等问题？"

（3）可能存在酒精依赖

1）指标：过去1年出现过1种或2种CAGE阳性体征；存在下列症状中的1~2个症状的证据：强制饮酒（饮酒渴求），控制力减弱（一旦饮酒无法停止），饮酒缓解（饮酒以避免戒断症状），戒断症状（震颤、恶心、出汗、情绪紊乱等表现），耐受性增加（在未达到"高"饮酒量之前饮酒量逐渐增加）。

2）评估：询问以下问题。

"你是否曾有过一旦开始饮酒便不能停止？"

"你是否需要饮比以前多的酒以达到'高'水平？"

"你是否有强烈的饮酒欲望？"

"你是否曾为了饮酒而改变原有计划？"

"你是否曾在清晨饮酒以缓解震颤？"

备注：所选择的依赖症状仅供初步评价使用，但不能据此作诊断。诊断性评估，应将患者转诊给专科医师，由专科医师根据《精神障碍诊断与统计手册（第四版)》(DSM-Ⅳ)的诊断程序进行。

3. 提出适当的行动建议 首先应针对患者的饮酒模式及相关健康危险明确告知患者关于饮酒的医学观点。然后询问患者"你如何看待自己的饮酒行为?"

(1)提出戒酒建议,或是减少饮酒的建议,对有酒精依赖的表现,戒酒或戒酒失败,妊娠或计划妊娠,患有禁忌证或使用禁忌药,应提出戒酒建议;如果饮酒量超过推荐的低风险量,但没有酒精依赖的证据,应提出减少饮酒量的建议。

(2)达成一致的行动计划

1)判定患者的意愿:通过询问"你是否准备尝试减少饮酒量或戒酒?"判定。帮助准备改变饮酒行为的患者共同制订一个详细的行动计划。

对非酒精依赖者:根据低风险饮酒的推荐饮酒量以及患者的健康状况提出饮酒量建议。每天饮酒不要超过2标准饮酒单位,每周至少1天不要饮酒,使依赖的危险性降到最小。

2)确定酒量控制目标:让患者设定一个特定的目标。询问:"你是否准备设定一个饮酒目标?""戒酒一段时间或长期戒酒;或者限制饮酒量,你认为哪种更适合自己呢?"

3)采取行动:将饮酒量控制到目标水平。

指导患者使用一些有效的行为方法。如:饮酒前先吃饭;饮酒前先用无酒精饮料解渴;每饮1杯酒前先喝1杯无酒精饮料;改喝含酒精量低的啤酒;每口少喝一点;想饮酒时安排些其他的活动或工作;无聊或紧张时采取替代行为取代饮酒,培养新的业余爱好,如钓鱼、照相、社交、健身锻炼等;避免下班后去酒馆;尽可能避免或减少与饮酒者在一起。

向患者提供健康教育材料,并解释用途(帮助思考减少饮酒的原因,发现不健康饮酒的诱因,提供帮助维持饮酒目标的实用技巧)。

初步评价可能存在酒精依赖的患者,他们需要转诊接受专科的确诊与治疗。患者转诊程序:请患者参与做出转诊决定;讨论可利用的饮酒治疗服务资源;确定转诊时间。

4. 监测进展　饮酒干预需要随诊并监测患者的进展情况。需明确认识到行为转变是一个渐进的过程,反复的尝试与犯错误不可避免。患者管理的策略包括:告知患者会随时得到帮助与支持。随访内容包括:回顾目前进展情况;赞扬患者已取得的成绩;强调已取得的积极的改变;评估持续存在的问题并协助解决。

(五)酒精依赖的管理与治疗

酒精依赖是一种极易复发的慢性成瘾性疾病,一旦形成酒精依赖,就需要长期接受治疗。酒精依赖是生理、心理和社会因素共同作用的结果,且其形成与脑的特定部位的病变有关,因此,戒酒治疗要基于生物 - 心理 - 社会医学模式进行全面考虑。酒精依赖治疗不仅需要药物,更需要心理、行为和家庭的综合干预措施。治疗需采取包括脱酒治疗在内的综合干预,旨在矫正患者的人格缺陷,培养健康的生活方式的心理治疗与行为矫正也是必需的。

1. 药物治疗　对酒精依赖者,药物治疗可缓解戒酒出现的戒断症状。酒精依赖的治疗多选择与酒有交叉耐受特性的药物。临床上多用苯二氮䓬类药物(如地西泮)替代递减法进行脱瘾治疗(推荐等级 A 级)。当需要大剂量使用苯二氮䓬类药物时,苯巴比妥类药可作为替代药物使用(推荐等级 C 级)。β 受体阻滞剂、可乐定、卡马西平以及精神抑制药可以作为辅助治疗药物,但不推荐作为单独使用。

2. 克服心理渴求(心瘾)　克服心瘾是戒酒成功的关键。目前还没有一种药物可以消除心瘾,有些药物可能对减少心瘾的程度有帮助,如纳曲酮、抗抑郁药物等,但服用这些药物的同时须配合心理和行为治疗。

3. 防止复饮　复饮的原因与机体对酒精敏感有关,加上在心理上难以摆脱的强制性饮酒欲望,单靠自身的毅力仍无法克服。对于酒精依赖者而言,在戒酒一段时间后,试图控制饮酒量在小剂量或只饮用较低浓度的酒,都是危险的,会导致复饮。为了保证彻底戒酒,戒酒成功后,应避免再次饮酒。防止复饮,除了在医师的指导下完成脱酒治疗外,还要接受长期的康复治疗,包括对相关心理或精神疾病的治疗、防复饮药物的治疗、心理治疗以及加入一些自助的康复组织。目前国际非常流行一种称为戒酒互助会(AA)的治疗方法。该疗法是通过戒酒的 12 个步骤,以嗜酒成瘾者自发的方式帮助那些有意戒酒而自己不能节制饮酒的人成功戒酒,并保持永远不喝酒的一种治疗方法。在互助会里,嗜酒者相互讨论酒给自身带来的问题和如何戒酒,并由戒酒成功者为希望戒酒者提供帮助。会员们彼此提醒和辅导,最终达到完全戒酒的目的。

第五节　睡眠、环境与脑卒中

一、睡眠与脑卒中

睡眠是人类重要的生理活动,人类大约有 1/3 的时间用于睡眠。近年来,睡眠因素,包括睡眠时间和睡眠障碍,逐渐得到人们的重视。研究表明,睡眠因素与脑卒中发病风险增加有紧密的关系,同时,也有研究表明,脑卒中的发生可能会影响睡眠质量。

2015 年对超过 500 000 名参与者进行的 12 项前瞻性研究的荟萃分析检查了自我报告的睡眠持续时间与卒中风险之间的关系。睡眠持续时间<5~6 小时,卒中风险增加 15%。在一项针对 95 023 名中国成年人的睡眠持续时间的大型人群研究中,分别分析了睡眠时间与缺血性卒中和出血性卒中的结果,平均随访时间为 7~9 年。在这项研究中,无论是男性还是女性,睡眠持续时间<6 小时或睡眠持续时间>8 小时与缺血性脑卒中相关。睡眠持续时间 > 8 小时与女性出血性卒中密切相关。研究认为,睡眠时间与脑卒中之间是曲线关系,即睡眠过短或过长都会增加脑卒中的风险。

文献指出,睡眠时间较短可通过多种生理和行为因素增加脑卒中发病风险,睡眠时间较短可能会增加 24 小时血压和心率,提高交感神经系统的活动;同时,可能会通过减少瘦素、升高饥饿激素改变食欲,进而改变体重；最后，还有可能激活炎性通路，激活内分泌压力系统，这些途径都会增加脑卒中发病风险。尽管这些生理变化可能比较温和，但长期的积累效应仍然可能对长期的健康有所影响。睡眠时间过长与脑卒中发病风险增加之间的机制尚未被完全阐明。

睡眠呼吸暂停（SA）是指睡眠过程中出现口鼻呼吸气流消失或明显减弱的现象，包括阻塞型和中枢型两种主要类型。阻塞型睡眠呼吸暂停综合征（OSA）是由于呼吸暂停引起气道完全或部分的堵塞，常常伴随反复发作的夜间低氧和觉醒，是睡眠呼吸暂停最为常见的类型。近期的大规模流行病学研究在控制了已知的混杂因素之后，发现 OSA 与心血管疾病具有统计学意义的相关性，OSA 的存在增加 2 倍的高血压风险，3 倍的缺血性心脏病风险和 4 倍的脑血管疾病风险。同时，设计严谨的大型队列研究结果显示，OSA 的存在可能增加 2~3 倍的脑卒中发生风险。

睡眠质量是人们对睡眠情况的总体评价，睡眠障碍临床表现为入睡困难、失眠、频繁觉醒、过度睡眠、睡眠结构紊乱、昼夜颠倒、日间过度倦睡症和异相睡眠，或睡眠中出现异常的发作性事件。睡眠障碍作为一种继发症状，在脑卒中患者中发病率高，严重影响患者的康复进程以及心理，持续发作还会导致焦虑、抑郁等不良心理状态，甚至可能引起脑血管病复发。脑卒中影响患者的睡眠质量，患者的睡眠质量下降又可能使病情加重。医护人员、脑心健康管理师应从预防的角度来评估脑卒中患者的睡眠状况并予以调节和干预。

二、脑卒中患者睡眠评估

(一) 询问及评估患者的睡眠状况

询问并记录患者的睡眠状况,包括睡眠时间及睡眠呼吸障碍两个方面。患者的睡眠时间包括夜间睡眠时间(可询问最近 6 个月夜间平均睡眠时间)和白天睡眠时间。通过询问"夜间睡眠时是否会出现打鼾、气喘、呼吸暂停的现象"初步评估患者睡眠呼吸障碍的情况。

脑心健康管理师可采用匹兹堡睡眠质量指数量表(PSQI)(表 4-14)评估患者的睡眠质量。匹兹堡睡眠质量指数量表(PSQI)的组成包括 24 个项目,其中自评项目 19 项,他评项目 5 项。内容涵盖日间功能、催眠药物、睡眠障碍、睡眠效率、入睡时间、睡眠质量等方面,最低分为 0 分,最高分 21 分,得分越高,患者睡眠质量越差。得分在 7 分以上的患者很可能存在睡眠障碍。

表 4-14 匹兹堡睡眠质量指数量表(PSQI)

指导语:下面一些问题是关于您最近一个月的睡眠状况,这仅仅与您的睡眠习惯有关。请选择或填写最符合您最近一个月白天和晚上实际情况的选项,并尽可能地做精确回答。其中划有横杠的部分需要自己填写。

---

1. 在最近一个月中,您每晚实际睡眠的时间为 _____ 小时(注意不等同于卧床时间,可以有小数)。

2. 在最近一个月中,您每晚通常要多长时间才能入睡(从上床到入睡):_____ 分钟。

3. 在最近一个月中,您每天早上通常 _____ 点起床。

---

4. 在最近一个月中,您每晚实际睡眠的时间为 ____ 小时(注意不等同于卧床时间,可以有小数)。在最近一个月中,您晚上上床睡眠通常是 ____点钟。

从下列问题中选择一个最符合您情况的选项作为答案,并划"√"。

5. 在最近一个月中,您是否因下列情况影响睡眠而烦恼,并描述其程度

A. 不能在 30 分钟内入睡

(1)过去一个月没有　　　　　　(3)每周平均有一或两个晚上

(2)每周平均不足一个晚上　　　(4)每周平均有三个或更多晚上

B. 在晚上睡眠过程中醒来或早醒(凌晨醒后不容易再次入睡)

(1)过去一个月没有　　　　　　(3)每周平均有一或两个晚上

(2)每周平均不足一个晚上　　　(4)每周平均有三个或更多晚上

C. 晚上起床上洗手间

(1)过去一个月没有　　　　　　(3)每周平均有一或两个晚上

(2)每周平均不足一个晚上　　　(4)每周平均有三个或更多晚上

D. 晚上睡眠时出现呼吸困难

(1)过去一个月没有　　　　　　(3)每周平均有一或两个晚上

(2)每周平均不足一个晚上　　　(4)每周平均有三个或更多晚上

E. 晚上睡眠时出现大声咳嗽或鼾声

(1)过去一个月没有　　　　　　(3)每周平均有一或两个晚上

(2)每周平均不足一个晚上　　　(4)每周平均有三个或更多晚上

F. 晚上睡眠时感到寒冷

(1)过去一个月没有　　　　　　(3)每周平均有一或两个晚上

(2)每周平均不足一个晚上	(4)每周平均有三个或更多晚上

G. 晚上睡眠时感到太热

(1)过去一个月没有	(3)每周平均有一或两个晚上
(2)每周平均不足一个晚上	(4)每周平均有三个或更多晚上

H. 晚上睡眠时做噩梦

(1)过去一个月没有	(3)每周平均有一或两个晚上
(2)每周平均不足一个晚上	(4)每周平均有三个或更多晚上

I. 晚上睡眠时身体疼痛不适

(1)过去一个月没有	(3)每周平均有一或两个晚上
(2)每周平均不足一个晚上	(4)每周平均有三个或更多晚上

J. 其他影响睡眠的问题和原因:如有,请说明这个问题:＿＿＿＿＿＿
＿＿＿＿＿,并描述其程度 ＿＿＿＿＿＿＿＿＿＿＿＿＿＿＿＿

(1)过去一个月没有	(3)每周平均有一或两个晚上
(2)每周平均不足一个晚上	(4)每周平均有三个或更多晚上

6. 在最近一个月中,总的来说,您认为自己的睡眠质量:

(1)很好	(3)较差
(2)较好	(4)很差

7. 在最近一个月中,您是否要服药物(包括医院和药店购买的药物)才能入睡。

(1)过去一个月没有	(3)每周平均有一或两个晚上
(2)每周平均不足一个晚上	(4)每周平均有三个或更多晚上

8. 在最近一个月中,您是否在开车、吃饭或参加社会活动时时常感到困倦

(1)过去一个月没有	(3)每周平均有一或两个晚上
(2)每周平均不足一个晚上	(4)每周平均有三个或更多晚上

9. 在最近一个月中,您在积极完成事情上是否感到精力不足

(1)过去一个月没有	(3)每周平均有一或两个晚上
(2)每周平均不足一个晚上	(4)每周有平均三个或更多晚上

10. 您是与他人同睡一床,或有室友

(1)没有	(3)同伴在同一房间但不在同一床上
(2)同伴或室友在另一房间	(4)同伴在同一床上

11. 如果您是与他人同睡一床或有室友,请询问他您在过去一个月里是否出现以下情况

A. 在您睡眠时,有无打鼾

(1)过去一个月没有	(3)每周平均有一或两个晚上
(2)每周平均不足一个晚上	(4)每周平均有三个或更多晚上

B. 在您睡眠时,呼吸之间有没有长时间停顿

(1)过去一个月没有	(3)每周平均有一或两个晚上
(2)每周平均不足一个晚上	(4)每周平均有三个或更多晚上

C. 在您睡眠时,是否有腿抽动或痉挛

(1)过去一个月没有	(3)每周平均有一或两个晚上
(2)每周平均不足一个晚上	(4)每周平均有三个或更多晚上

D. 在您睡眠时,是否出现不能辨认方向或混乱状态

(1)过去一个月没有	(3)每周平均有一或两个晚上
(2)每周平均不足一个晚上	(4)每周平均有三个或更多晚上

E. 在您睡眠时,是否有其他睡眠不安宁的情况,如果有,请描述这个问题:_____,并描述其程度 _____

(1)过去一个月没有	(3)每周平均有一或两个晚上
(2)每周平均不足一个晚上	(4)每周平均有三个或更多晚上

(二)重视睡眠健康

长期睡眠不足会加大患心脑血管疾病、抑郁症、糖尿病和肥胖的风险,损害认知功能、记忆力和免疫系统。《健康中国行动(2019—2030 年)》推荐成年人每日平均睡眠时间为 7~8 小时。

重视睡眠健康。每天保证充足的睡眠时间,工作、学习、娱乐、休息都要按作息规律进行,注意起居有常。了解睡眠不足和睡眠问题带来的不良心理影响,出现睡眠不足及时设法弥补,出现睡眠问题及时就医。要在专业指导下用科学的方法改善睡眠,服用药物需遵医嘱。合理安排睡眠时间,消减睡眠障碍,提高睡眠质量,可减少慢性疾病包括脑卒中的发病风险。

三、环境与脑卒中

良好的环境是健康的保障。世界卫生组织研究发现,环境因素对健康的影响占 17%。环境污染已成为不容忽视的健康危险因素,与环境污染相关的心血管疾病、呼吸系统疾病和恶性肿瘤等问题日益凸显。

(一)空气、室内污染与脑卒中

空气污染是一个广泛的术语,由来自各种不同来源的数千种成分的复杂混合物组成。目前公认的对健康构成威胁的主要污染物包括空气中颗粒物（PM）和气态污染物，如臭氧（O_3）、二氧化硫（SO_2）、一氧化碳（CO）和氮氧化物［包括二氧化氮（NO_2）和氮氧化物（NO_x）］。空气中的 PM 根据颗粒的大小分为粗颗粒或 PM_{10}（直径10μm 或更小），细颗粒或 $PM_{2.5}$（直径 2.5μm 或更小）和超细颗粒或纳米颗粒（直径小于 0.1μm）。

　　患有心血管疾病的患者具有许多风险因素，例如肥胖，高脂血症，高血压，吸烟，不健康饮食和缺少运动。至关重要的是，空气污染与其他可改变的风险因素不同，因为对绝大多数人来说暴露于污染的空气中是不可避免的。因此，尽管与其他心血管危险因素相比，暴露于污染的空气对个体危害相对较小，但由于空气无处不在，总体风险是显著的。现有大量证据表明，空气污染与包括脑卒中在内的心血管疾病有关，短期和长期接触污染的空气都会增加脑卒中的风险。空气污染作为心血管疾病重要的可改变风险因素之一，应被更广泛地重视。

（二）气候与脑卒中

　　脑卒中与气候的关系目前研究结果不一致，脑卒中有可能与气压高、气温低有关。高气压常伴有冷空气，冬季冷空气刺激人体交感神经兴奋，体循环血管收缩，周围阻力增加，血压增高容易诱发脑卒中。另外，脑卒中发病也可能与较大的昼夜温度变化有关。但是当夏季气温每增加 5℃，脑血管疾病发病风险也明显上升，尤其是伴有高血压、糖尿病、高血脂等脑卒中高危人群，夏季也要谨防脑卒中。

（三）环境指导

防治室内空气污染，提倡简约绿色装饰，做好室内油烟排风，提高家居环境水平。

做好户外健康防护。重污染天气时，建议尽量减少户外停留时间，易感人群停止户外活动。避免高峰时段交通或在主要交通路线附近进行锻炼。如外出，需做好健康防护。

温度变化明显的季节，如冬季、夏季脑卒中高危人群、脑卒中患者注意增减衣物，适当使用空调，开窗通风。保持室内温度、湿度适宜，减少大颗粒空气污染物。以减低脑卒中发病或复发风险。

第五章

脑卒中患者的疾病管理

第一节　脑卒中高危人群的管理

一、重点管理内容

(一)脑卒中高危人群筛查

脑卒中一级预防的主要目标是降低群体脑卒中危险因素暴露水平和阻止脑卒中临床事件的发生。在此基础上,选择适宜的手段对危险因素暴露人群进行风险评估,从人群中识别出脑卒中风险明显增高的"高危"人群,采取个体化的干预措施,以阻止脑卒中临床事件的发生。

在资料收集的基础上,根据干预的可能性(不可干预、可干预或潜在可干预)和证据的强度(证据充分或证据不太充分),须对首次脑卒中的危险因素或风险标记物进行分类(表 5-1)。

表 5-1 脑卒中的危险因素

不可干预的 危险因素	证据充分的可干预的 危险因素	证据不太充分或潜在 的可干预危险因素
1. 年龄	1. 高血压	1. 代谢综合征
2. 性别	2. 吸烟(主动或被动)	2. 酗酒
3. 低出生体重	3. 糖尿病	3. 药物滥用
4. 种族差异	4. 房颤	4. 口服避孕药
5. 遗传性因素	5. 其他心脏病变[*]	5. 睡眠呼吸障碍
	6. 血脂异常	6. 偏头痛
	7. 高同型半胱氨酸血症	7. 脂蛋白(a)升高
	8. 无症状性颈内动脉狭窄	8. 脂蛋白相关性磷脂酶 A2 升高
	9. 镰状细胞病	9. 高凝状态
	10. 绝经后激素替代治疗	10. 炎症
	11. 不合理饮食	11. 感染
	12. 缺乏体育锻炼	
	13. 肥胖及体内脂肪分布	

注:[*]其他心脏病变指能够引起血栓栓塞性脑卒中风险的其他类型心脏病,包括扩张型心肌病、瓣膜性心脏病(如二尖瓣脱垂、心内膜炎和人工心脏瓣膜)和先天性心内膜缺损,如卵圆孔未闭、房间隔缺损和房间隔瘤等。

1. **资料的采集** 40 岁以上疑似或确诊的心脑血管病患者是筛查的重点。采用面对面调查,并由神经科医师复核确诊,是较好的资料采集模式。采集的信息一般应包括调查对象的基本信息、生活方式、家族史、主要疾病史及控制情况信息、体格检查、实验室检查结果(血糖、血脂、糖化血红蛋白、同型半胱氨酸水平等)、心脑血管病风险评级(脑卒中、TIA 等疾病须由神经科医师判定)等。心脏病患者应收集心脏病类型、就诊机构、心脏病疾病负担、心功能分级等信息;脑卒中患者则需收集脑卒中类型、就诊机构、脑卒中疾病负担、MRS 评分等信息。

2. **疾病风险分级评估** 采用适当的工具对调查对象的疾病风险进行分级评估,以便对脑卒中高危患者进行院内和院外随访的综合干预。可采用"脑卒中危险因素评估卡"(表 5-2),将按照疾病风险将人群分为:

(1)高危人群:具有 ≥3 项脑卒中危险因素者,或有短暂性脑缺血发作,或既往有脑卒中者评定为脑卒中高危人群。

(2)中危人群:具有 3 项以下脑卒中危险因素者,但患有高血压、糖尿病、房颤或瓣膜性心脏病三种慢性病之一者,评定为中危人群。

(3)低危人群:具有 3 项以下脑卒中危险因素者,且无高血压、糖尿病、房颤或瓣膜性心脏病三种慢性病患者评定为低危人群。

表 5-2　脑卒中危险因素评估卡

8 项危险因素(适用于 40 岁以上人群)		
高血压	□	≥140/90mmHg
血脂异常	□	既往病史(二级以上医院诊断)
糖尿病	□	既往病史(二级以上医院诊断)

8 项危险因素(适用于 40 岁以上人群)		
房颤或瓣膜性心脏病	☐	既往病史(二级以上医院诊断)
吸烟	☐	连续或累计吸烟 6 个月及以上者
超重或肥胖	☐	BMI ≥ 24kg/m² 为超重,BMI ≥ 28kg/m² 为肥胖
缺乏运动	☐	每周运动 ≥ 3 次,每次中等强度及以上运动 ≥ 30 分钟;从事重体力劳动者视为经常运动
卒中家族史	☐	神经科医师判定
评估结果 高危	☐	存在 3 项及以上上述危险因素
	☐	既往有脑卒中病史
	☐	既往有短暂脑缺血发作病史
中危	☐	具有 3 项以下脑卒中危险因素,但患有高血压、糖尿病、房颤或瓣膜性心脏病三种慢性病之一者
低危	☐	具有 3 项以下脑卒中危险因素,且无高血压、糖尿病、房颤或瓣膜性心脏病三种慢性病者

(二) 综合控制脑卒中高危人群的危险因素(预防脑卒中)

1. 临床规范治疗高血压、血脂紊乱、糖尿病、心脏病等原发疾病。

2. 生活方式干预

(1)预防脑卒中(参见第一章相关内容):通过筛查检出脑卒中高危人群,经过对高危人群的管理,综合控制危险因素,最终达到预防脑卒中发作的目的。

(2)综合控制脑卒中高危人群的危险因素(生活方式干预,参见第四章相关内容):对筛出的脑卒中高危人群进行管理,首先进行健康教育,然后综合控制高危人群存在的1种或多种危险因素,其中以干预不良生活方式为主(表5-3)。

表5-3　综合控制危险因素的内容

临床治疗	生活方式干预
控制血压稳定	戒烟指导
控制血糖稳定	膳食指导
调脂治疗	运动指导
房颤抗凝治疗	饮酒指导
康复治疗	心理调适

二、脑卒中高危人群筛查及管理流程

脑卒中高危人群筛查就是从40岁及以上人群中,筛查出具有3项及以上危险因素或既往有卒中/短暂性脑缺血发作(TIA)的病史者。对脑卒中高危人群,选择性开展相关检查,主要内容包括:颈动脉听诊、实验室检查、颈动脉超声检查、经颅多普勒检查(TCD)等。

(一)高危人群初筛

1. 通过面对面询问完善调查对象的基本信息。
2. 对初筛表中两个既往史和八项危险因素进行高

危筛查(见表 5-2)。

(1)对每位受检对象进行血压测量,完善初筛表,并判断是否有高血压。

(2)对每位受检对象进行身高和体重测量,计算BMI,完善初筛表,并判断是否超重。

(3)将受检对象的生化数据填入初筛表。并根据数据判断是否有糖尿病和血脂异常。

3. 最后初筛表填写完整后,按照疾病风险将人群进行分类。

4. 高危人群初筛注意事项

(1)初筛前做好动员工作。当地卫生行政部门、基地医院及基层医疗卫生机构协调社区居委会或街道办事处、乡镇政府或村委会,需在项目开展前共同组织健康教育和宣传动员,预约登记员从户籍登记中提取本辖区符合条件的常住居民基本信息,编制筛查对象名单,并通知到户。

(2)筛查工作人员必须培训合格后方可做现场调查。

(3)血压、身高和体重必须现场测量,不可通过电话询问。因为这三个测量指标涉及两个危险因素。准确测量后再准确判断便于后续工作顺利开展。

(4)高血压的判断标准:血压高于 140/90mmHg 或者目前正在服用降压药。

(5)糖尿病的判断标准:空腹血糖高于 7mmol/L 或者目前正在服用降糖药。

(6)超重的判断标准:BMI ≥ 24kg/m^2。

(7)对 TIA 的判断比较复杂,建议问卷最后由神经内科医师把关。避免把非高危人群纳入高危,或者高危人群纳入非高危。

（8）为了使筛查对象的年龄和性别组成与当地人口普查的结果相似，建议开始筛查时对每个年龄组的人数进行计算并对不同年龄组人群提前做好预约工作。

（二）高危人群筛查

1. 对每位脑卒中高危个体进行问卷调查，填写"脑卒中高危个体筛查表"；既往脑卒中人群填写"脑卒中病例登记"。

2. 对每位脑卒中高危个体采静脉血做空腹血糖、血脂四项和 HCY 检测，检测结果应记录到相应的表格中。

3. 对每位脑卒中高危个体进行体格检查，包括双臂血压、身高、体重、腰围、脉搏、心脏和颈动脉听诊，有心脏杂音和心律不齐的脑卒中高危个体需做心电图。

4. 对每位脑卒中高危个体做颈部血管超声。

5. **高危筛查注意事项**

（1）首先对问卷调查员、体格检查护师和血管超声医师进行培训并通过考核。

（2）对高危人群进行既往病史和生活方式的询问时，要留意初筛表中受检对象的问答，避免前后矛盾。

（三）高危人群干预

筛选出高危人群后，即给其发放预约通知单。针对每位脑卒中高危个体存在的主要危险因素进行健康指导、药物干预、介入或手术治疗干预。由全科医师／神经内科医师／血管干预治疗医师填写脑卒中高危个体干预方案，并发给干预对象筛查结果与医师建议。主要干预内容包括：

1. 健康指导　重点是合理膳食(低盐、低脂、适量主食、增加蔬菜和水果摄入)、控制体重(减肥)、戒烟、限酒。制订健康指导计划。

2. 药物干预　对有高血压、糖尿病和高血脂、房颤、瓣膜性心脏病等脑卒中高危个体,根据适应证,按照相关诊疗指南合理进行药物干预。

3. 颈动脉支架置入术　严格把握适应证,按照相关诊疗指南或规范进行。

4. 颈内动脉内膜切除术　根据适应证,按照手术指南和相关规范进行。

(四) 随访和评价

1. 疾病史、生活和膳食习惯、体格检查随访　于干预后 3 个月、6 个月、12 个月和 24 个月对脑卒中高危人群进行随访。

2. 实验室检查随访　于干预后 3 个月、12 个月和 24 个月对脑卒中高危人群进行随访。采静脉血测定空腹血糖、血脂四项和同型半胱氨酸。

3. 颈部血管超声检查　狭窄 ≥ 50% 人群,于干预后 12 个月、24 个月进行相关超声检查随访。

三、脑心健康管理师在脑卒中高危人群健康管理中的职责

1. 根据脑防委的要求,做好住院脑卒中患者相关信息的登记、数据质量控制等工作。按要求开展出院患者长期跟踪随访工作,维护患者健康管理和随访电子档案,并上传随访记录。

2. 根据脑防委的要求,做好脑卒中高危人群的初筛和筛查工作,高质量地完成信息的采集、疾病风险的评估工作,并对高危人群进行健康指导和健康管理,提高脑卒中高危人群对脑卒中防治的认识和重视,提高其健康素养。

第二节　脑卒中患者的管理

一、重点管理内容

(一)评估脑卒中患者的病情

1. **对病情轻重的评估**　根据患者病情轻重程度不同以及是否有并发症评估病情,有助于对其施行分层管理。

美国国立卫生研究院卒中量表(NIHSS)是病情和神经功能缺损程度评估的常用工具(表 5-4)。NIHSS 评分范围为 0~42 分(评 9 分者不计入总分),分数越高,神经功能受损越严重,分级如下:

0 分:正常或近乎正常;1~4 分:轻度卒中;5~15 分:中度卒中;16~20 分:中至重度卒中;21~42 分:重度卒中。

表 5-4　NHISS 评分量表

项目	评分标准		得分
1a. 意识水平	0	清醒	
	1	嗜睡	
	2	昏睡	
	3	昏迷	

项目	评分标准	得分
1b. 意识水平提问 (月份、年龄)	0 两项均正确 1 一项正确；构音障碍 / 气管插管 / 语言障碍 2 两项均不正确	
1c. 意识水平指令 (闭眼、非瘫痪侧 握拳)	0 两项均正确 1 一项正确 2 两项均不正确	
2. 凝视	0 正常 1 部分凝视麻痹 2 被动凝视或完全凝视麻痹(不能被头眼动 作克服)	
3. 视野	0 无视野缺损 1 部分偏盲 2 完全偏盲 3 双侧偏盲；双盲，包括皮质盲	
4. 面瘫	0 正常 1 轻微(微笑时鼻唇沟变平、不对称) 2 部分(下面部完全或几乎完全瘫痪) 3 完全(单或双侧瘫痪，上下面部缺乏运动)	
5a 左上肢运动	0 无下落(上举 90° 或 45°，坚持 10 秒) 1 下落(能抬起但不能坚持 10 秒，下落时不 撞击床或其他支持物) 2 需努力抵抗重力(上举不能达 90° 或达 45° 就下落) 3 不能抵抗重力，立刻下落 4 无运动 UN 截肢或关节融合	

续表

项目	评分标准	得分
5b 右上肢运动	0 无下落(上举 90° 或 45°,坚持 10 秒) 1 下落(能抬起但不能坚持 10 秒,下落时不撞击床或其他支持物) 2 需努力抵抗重力(上举不能达 90° 或 45° 就下落) 3 不能抵抗重力,立刻下落 4 无运动 UN 截肢或关节融合	
6a 左下肢运动	0 无下落(抬起 30° 坚持 5 秒) 1 5 秒末下落,不撞击床 2 5 秒内下落到床上,可部分抵抗重力 3 立即下落到床上,不能抵抗重力 4 无运动 UN 截肢或关节融合	
6b 右下肢运动	0 无下落(抬起 30° 坚持 5 秒) 1 5 秒末下落,不撞击床 2 5 秒内下落到床上,可部分抵抗重力 3 立即下落到床上,不能抵抗重力 4 无运动 UN 截肢或关节融合	
7. 肢体共济失调	0 无共济失调 1 一侧肢体有 2 两侧肢体均有	
8. 感觉	0 正常 1 轻中度感觉障碍(患者感觉针刺不尖锐或迟钝,或针刺感缺失但有触觉) 2 重度至完全感觉缺失(面部、上肢、下肢无触觉);四肢瘫痪,昏迷无反应	

项目	评分标准	得分
9. 语言	0　正常 1　轻中度失语:流利程度和理解能力部分下降,但表达无明显受限 2　严重失语,交流是通过患者破碎的语言表达,听者须推理、询问、猜测,交流困难 3　不能说话或者完全失语,无言语或听力理解能力,昏迷无反应	
10. 构音障碍	0　正常 1　轻中度,至少有些发音不清,虽有困难但能被理解 2　言语不清,不能被理解,但无失语或与失语不成比例,或失音 UN　气管插管或其他物理障碍	
11. 消退和不注意	0　正常 1　视、触、听、空间觉或个人的忽视;或对一种感觉的双侧同时刺激忽视 2　严重的偏侧忽视或一种以上的偏侧忽视;不认识自己的手;只能对一侧空间定位	
总分		

注:UN:无法检测(untestable)。

2. 对脑卒中后遗症程度、生活自理能力及心理状态的评估

(1)残疾状态的评定:可采用改良 Rankin 量表评估脑卒中患者的神经功能恢复的状况(表 5-5)。

表 5-5 改良 Rankin 量表

分数	评分标准
0 分	完全无症状
1 分	有症状,无明显功能障碍,能完成所有日常职责和活动
2 分	轻度残疾,不能完成病前所有活动,但不需要帮助,能自己照顾自己的事务
3 分	中度残疾,要求一些帮助,但走路不需帮助
4 分	重度残疾,不能独自行走,无他人帮助不能满足自身需求

(2)日常生活能力评定:可采用巴氏指数(Barthel index)评定日常生活自理能力程度(表 5-6)。

表 5-6 日常生活能力量表

日常活动项目	独立	部分独立或需要部分帮助	需极大帮助	完全依赖	得分
进餐	10	5	0	0	
洗澡	5	0	0	0	
修饰(洗脸、刷牙、刮脸、梳头)	5	0	0	0	
穿衣(包括系鞋带等)	10	5	0	0	
可控制大便	10	5(每周小于 1 次失控)	0(失控)	0	

续表

日常活动项目	独立	部分独立或需要部分帮助	需极大帮助	完全依赖	得分
可控制小便	10	5(每周小于1次失控)	0(失控)	0	
如厕(包括擦净、整理衣裤、冲水)	10	5	0	0	
床椅转移	15	10	5	0	
平地行走45m	15	10	5	0	
上下楼梯	10	5	0	0	

(3)营养状况评价:用于定期对患者进行评测,以帮助患者制订及实施营养干预方案。现介绍微型营养评估表(MNA)和营养不良通用筛检工具(MUST),分别见表5-7、图5-1。

表5-7 微型营养评估表

营养筛检	分数
1. 既往3个月内是否由于食欲下降、消化问题、咀嚼或吞咽困难而摄食减少? 0= 食欲完全丧失 1= 食欲中等度下降 2= 食欲正常	
2. 近3个月内体重下降情况 0= 大于3kg 1=1~3kg 2= 无体重下降 3= 不知道	

营养筛检	分数

3. 活动能力
0= 需卧床或长期坐着
1= 能不依赖床或椅子,但不能外出
2= 能独立外出

4. 既往 3 个月内有无重大心理变化或急性疾病?
0= 有
1= 无

5. 神经心理问题
0= 严重智力减退或抑郁
1= 轻度智力减退
2= 无问题

6. 体重指数 / $[BMI(kg/m^2):$ 体重$(kg)/$ 身高$(m)^2]$
0=<19
1 = 19~<21
2=21~<23
3=≥23

筛检分数(小计满分 14): >12 表示正常(无营养不良危险性),
不需要以下评价
<11 提示可能营养不良,请继续以下评价

一般评估	分数

7. 独立生活(无护理或不住院)
0= 否
1= 是

8. 每日应用处方药超过三种
0= 是
1= 否

9. 压疮或皮肤溃疡
0= 是
1= 否

一般评估	分数

10. 每日可以吃几餐完整的餐食
0=1 餐
1=2 餐
2=3 餐

11. 蛋白质摄入情况：
* 每日至少一份奶制品　　A）是　　B）否
* 每周二次或以上蛋类　　A）是　　B）否
* 每日肉、鱼或家禽　　　A）是　　B）否
0.0=0 或 1 个"是"
0.5=2 个"是"
1.0=3 个"是"

12. 每日食用两份或两份以上蔬菜或水果
0= 否
1 = 是

13. 每日饮水量(水、果汁、咖啡、茶、奶等)
0.0= 小于 3 杯
0.5= 3~5 杯
1.0= 大于 5 杯

14. 进食能力
0= 无法独立进食
1= 独立进食稍有困难
2= 完全独立进食

15. 自我评定营养状况
0= 营养不良
1= 不能确定
2= 营养良好

一般评估	分数
16. 与同龄人相比,你如何评价自己的健康状况 0.0= 不太好 0.5= 不知道 1.0= 好 2.0= 较好	
17. 中臂围 /cm 0.0= <21 0.5= 21~22 1.0= ≥22	
18. 腓肠肌围 /cm 0= <31 1= ≥31	
一般评估分数(小计满分 16): 营养筛检分数(小计满分 14): MNA 总分(量表总分 30):	
MNA 分级标准: 总分 ≥24 表示营养状况良好 总分 17~24 为存在营养不良的危险 总分<17 明确为营养不良	

(4)饮水试验:通常采用洼田饮水试验了解、评估患者的吞咽能力及可进食情况。具体方法:患者取卧位,喝下两三口水,每口一茶匙,如无问题,嘱患者取坐位,将 30ml 温水一口咽下,记录饮水情况。

评定标准:

Ⅰ级:可一口喝完,无噎呛。

Ⅱ级:分两次以上喝完,无噎呛。

Ⅲ级:能一次喝完,但有噎呛。

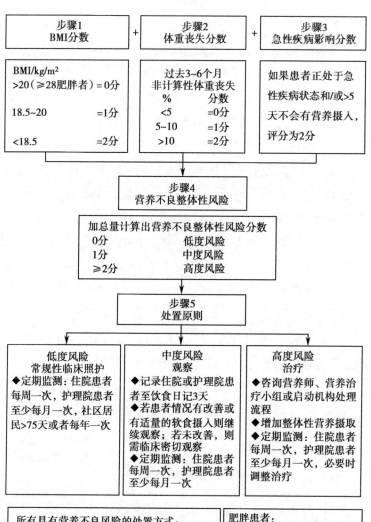

图 5-1 营养不良通用筛检工具评估步骤及计分方式

Ⅳ级：分两次以上喝完，且有噎呛。

Ⅴ级：常常呛住，难以全部喝完。

如患者为Ⅰ级且在5秒内将水咽下为正常；如患者为Ⅰ级但用时5秒以上，或为Ⅱ级则为可疑吞咽功能异常；如患者为Ⅲ～Ⅳ级，则为吞咽功能异常。

（5）心理状态评估：由于脑卒中后抑郁、焦虑是常见的情感障碍并发症（发病率达20%~60%），而情感障碍又严重地影响了脑卒中后的治疗及康复，因此需要运用量表客观地评估患者心理状况，了解其心理特征，为后续治疗中的心理干预措施提供科学依据，以帮助后续治疗及康复的顺利进行。由于汉密尔顿抑郁量表及焦虑量表是对患者情绪状态进行评分，故评估较客观，是临床上最常用的量表。

1）汉密尔顿抑郁量表（HAMD）：是临床上评定抑郁状态时最常用的量表（17项版，表5-8）。

该量表最高52分，患者总分<7分为正常；7~16分，可能有抑郁症；17~23分则肯定有抑郁症；≥24分为严重抑郁症。

表5-8　汉密尔顿抑郁量表

项目	0分	1分：轻度	2分：中度	3分：重度
抑郁情绪	无	只在问到时才诉说	在言语中自发地表达	不用言语也可从表情、姿势、声音中流露出这种情绪，患者的自发语言和非自发语言（表情、动作）几乎完全表现为这种情绪

续表

项目	0分	1分:轻度	2分:中度	3分:重度
有罪感	无	责备自己,感到自己已连累他人	认为自己犯了罪,或反复思考以往的过失和错误,认为目前的疾病是对自己错误的惩罚	罪恶妄想伴有指责或威胁性幻觉
自杀	无	觉得活着没有意义,希望自己已经死去,或常想到与死有关的事	消极观念(有自杀念头)	有严重自杀行为
入睡困难	无	诉有时有入睡困难,即上床后半小时仍不能入睡	主诉每晚均有入睡困难	
睡眠不深	无	睡眠浅多噩梦	半夜(晚上12点以前)曾醒来(不包括上厕所)	
早醒	无	有早醒,比平时早醒1小时,但能重新入睡	早醒后无法重新入睡	
工作和兴趣	无	提问时才诉说	自发地直接或间接表达对活动、工作或学习失去兴趣,如感到没精打采,犹豫不决,不能坚持或需强迫自己去工作/活动,病室劳动或娱乐不满3小时	因目前的疾病而停止工作,住院患者不参加任何活动或者没有他人帮助便不能完成病室日常事务

项目	0分	1分:轻度	2分:中度	3分:重度
迟缓:指思维和语言缓慢,注意力难以集中,主动性减退	无	精神检查中发现轻度迟缓	精神检查中发现明显迟缓	精神检查进行困难,完全不能回答问题(木僵)
激越	无	检查时表现得有些心神不定	明显的心神不定或小动作多,不能静坐,检查中曾站立	搓手,咬手指,扯头发,咬嘴唇
精神性焦虑	无	问到时才诉说	自发地表达,表情和言谈流露明显忧虑	明显惊恐
躯体性焦虑:指焦虑的生理症状,包括口干、腹胀、腹泻、呃逆、腹绞痛、心悸、头痛、过度换气和叹息以及尿频和出汗等	无	轻度	中度,有肯定的症状	重度,症状严重,影响生活或需加处理,严重影响生活和活动
胃肠道症状	无	食欲减退,但不需他人鼓励便自行进食	进食需他人催促/请求,或需要应用泻药/助消化药	

续表

项目	0分	1分:轻度	2分:中度	3分:重度
全身症状	无	四肢、背部或颈部沉重感,背痛,头痛,肌肉疼痛,全身乏力或疲倦	前述症状明显	
性症状:指性欲减退、月经紊乱等	无	轻度	重度	
疑病	无	对身体过分关注	反复考虑健康问题,有疑病妄想	伴幻觉的疑病妄想
体重减轻	无	1周内体重减轻0.5kg以上	1周内体重减轻1kg以上	
自知力	知道自己有病,表现为忧郁	知道自己有病,但归于伙食太差、环境问题、工作过忙、病毒感染或需要休息等	完全否认有病	

2)汉密尔顿焦虑量表(HAMA):是临床上评定焦虑状态时最常用的量表,详见表 5-9。

表 5-9 汉密尔顿焦虑量表

症状	具体表现	评分标准				
		0分：无症状	1分：轻度	2分：中度	3分：重度	4分：极重度
焦虑心境	担心、担忧,感到有最坏的事情将要发生,容易激惹					
紧张	紧张感、易疲劳、不能放松,情绪反应,易哭、颤抖、感到不安					
害怕	害怕黑暗、陌生人、一个人独处、动物、乘车或旅行及人多的场合					
失眠	难以入睡、易醒、睡得不深、多梦、梦魇、夜惊、醒后感疲倦					
认知功能障碍(或称记忆、注意障碍)	注意力不能集中,记忆力差					
抑郁心境	丧失兴趣、对以往爱好缺乏快感、忧郁、早醒、昼重夜轻					
肌肉系统症状	肌肉酸痛、活动不灵活、肌肉抽动、肢体抽动、牙齿打颤、声音发抖					

症状	具体表现	评分标准				
		0分：无症状	1分：轻度	2分：中度	3分：重度	4分：极重度
感觉系统症状	视物模糊、发冷、发热、软弱无力感、浑身刺痛					
心血管系统症状	心动过速、心悸、胸痛、血管跳动感、昏倒感、心搏脱漏					
呼吸系统症状	胸闷、窒息感、叹息、呼吸困难					
胃肠道症状	吞咽困难、嗳气、消化不良(进食后腹痛、胃部烧灼痛、腹胀、恶心、胃部饱感)、肠鸣、腹泻、体重减轻、便秘					
生殖泌尿系统症状	尿意频数、尿急、停经、性冷淡、过早射精、勃起不能、阳痿					
自主神经系统症状	口干、潮红、苍白、易出汗、起鸡皮疙瘩、紧张性头痛、毛发竖起					

会谈时行为表现包括：

一般表现：紧张、不能松弛、忐忑不安、咬手指、紧紧握拳、摸弄手帕、面部肌肉抽动、不停顿足、手发抖、皱眉、表情僵硬、肌张力高、叹息样呼吸、面色苍白。

生理表现：吞咽、呃逆、安静时心率快、呼吸快（20次/min以上）、腱反射亢进、震颤、瞳孔放大、眼睑跳动、易出汗、眼球突出。

结果分析：总分>29分，可能为严重焦虑；>21分，肯定有明显焦虑；>14分，肯定有焦虑；>7分，可能有焦虑。正常人<7分。

（二）对脑卒中患者进行疾病管理

根据脑卒中患者病情评估结果，制订疾病管理计划，以达到改善病情、控制危险因素、预防并发症的目的。具体内容包括药物治疗、生活方式改善以及康复治疗等。

1. 临床治疗

（1）药物治疗：针对缺血性脑卒中应积极改善脑的血液循环，增加缺血半暗带区的血流及氧的供应，控制脑水肿，防治并发症。目前治疗药物多达几十种，这些药物归类介绍如下：

第一类是溶栓治疗药物（重组组织型纤溶酶原激活剂、尿激酶）。溶栓治疗是目前最重要的恢复血流措施。由于溶栓治疗有出血等风险，因此使用不同药物、在不同时间窗静脉溶栓具有较严格的适应证和禁忌证。

第二类是抗血小板凝聚的药物（如阿司匹林等）。不符合溶栓适应证且无禁忌证的缺血性脑卒中患者应在发病后尽早给予口服阿司匹林。对不能耐受阿司匹林者，可考虑选用氯吡格雷等抗血小板治疗。

第三类是改善微循环、扩充血容量的药物（如低分子右旋糖酐等)。对于低血压或脑血流低灌注所致的急性脑梗死,如分水岭梗死可考虑扩容治疗,但应注意可能加重脑水肿、心力衰竭等并发症,此类患者不推荐使用扩容治疗。

第四类是神经保护的药物(如依达拉奉等)。神经保护剂的疗效与安全尚需开展更多高质量临床试验进一步证实。

第五类是抗凝治疗。对大多数急性缺血性脑卒中患者,不推荐无选择地早期进行抗凝治疗。凝血酶抑制剂治疗急性缺血性卒中的有效性尚待更多研究进一步证实。

第六类是使用钙离子拮抗剂(如尼莫地平等)。这类药物可以防止钙离子从细胞外流入细胞内,起到轻微扩张脑血管、保护脑细胞、增加脑细胞利用氧和葡萄糖等作用。

第七类是中医药。我国传统的中医药应用于脑卒中的防治具有悠久的历史和明显的优势,一些中成药长期广泛应用于脑卒中的防治,中成药和针刺治疗脑卒中的疗效尚需更多高质量随机对照试验进一步证实。

(2)血管内介入或手术治疗

1)血管内介入治疗:包括动脉溶栓、机械取栓、血管成形术和支架置入术。近年来国际大型临床研究证实血管内取栓治疗急性大动脉闭塞的有效性与安全性。国内外指南仍强调静脉溶栓的重要性,推荐静脉溶栓桥接血管内取栓治疗,血管内介入治疗需在有条件且围手术期并发症低的医院进行。颅外段颈动脉或椎动脉血管成形术和/或支架置入术可用于急性缺血性脑卒中的血流重建,如治疗颈部动脉粥样硬化重度狭窄或夹层导致的急性缺血性脑卒中,急性颅内动脉球囊成形术/支架置入术的有效性尚不确定,应根据患者个体情况选择使用。

2)颅内 - 颅外血管旁路移植适应证:对药物无反应且伴有血流动力学障碍的前循环缺血的亚组患者可能适用。

2. 生活方式改善　脑卒中的发病是改善不健康生活方式的契机,然而不健康行为的矫正是一个长期的过程。脑卒中患者急性期疾病管理的重点是尽快稳定病情,加强全方位的护理,保护和维护各器官系统的功能。急性期过后,可逐步启动不良嗜好和行为的矫正,具体内容和做法参见第四章。

(三)预防脑卒中再次发作

脑卒中再次发作的防控需严格遵守 ABCDE 策略,进行全面管理。通过对脑卒中患病人群的管理,最终达到预防脑卒中再次发作的目的。ABCDE 策略具体内容包括:

1. A　阿司匹林(ASA):其目的主要是抗血小板凝集和释放,改善前列腺素与血栓素 A2 的平衡,预防动脉粥样硬化血栓形成。从临床上看,每天常规服用阿司匹林肠溶片 100mg,能够防止脑梗死的复发。

血管紧张素转换酶抑制剂(ACEI)/血管紧张素Ⅱ受体阻滞剂(ARB):多项研究表明,血管紧张素转换酶抑制剂和血管紧张素Ⅱ受体阻滞剂在降压的同时可减少脑卒中和其他脑血管病的发生。

2. B 控制血压(blood pressure control)：高血压和脑血管病事件危险性之间的关系是连续一致、持续存在的，因此高血压是重要的独立的脑卒中危险因素。血压越高，发生脑卒中的机会也越多。早期治疗高血压可明显降低脑卒中的发病率。

3. C 降低胆固醇(cholesterol lowing)：血清胆固醇水平与动脉粥样硬化密切相关，也是冠心病的重要危险因素。积极降低胆固醇水平可预防脑卒中再发，他汀类药物在脑卒中预防中具有重要作用。

戒烟(cigarette quit)：吸烟是脑卒中发病的一项可调控的危险因素。所有医疗卫生服务提供者都应坚决劝告所有发病前1年内吸烟的缺血性脑卒中或TIA患者戒烟、避免被动吸烟，并提供心理咨询。尼古丁制剂以及口服戒烟药将有助于戒烟。

颈动脉支架置入术(CAS)和颈动脉内膜切除术(CEA)：颈动脉分叉部的粥样硬化斑块主要引起两方面的脑损害，一方面颈动脉狭窄使脑供血减少，另一方面硬化斑块表面的溃疡释放斑块内容物或引起血小板聚集从而导致脑栓塞。CEA对有颈动脉高度狭窄(≥70%)或近期发生TIA、脑梗死的患者而言，是一种非常有效的脑卒中预防措施，故CEA已被公认是治疗颈动脉狭窄的首选规范化治疗。对于需要承担较大手术风险的患者，采用保护性滤器支持下的CAS治疗，早期效果要优于CEA，其益处主要是心肌梗死风险更低。但是 CAS 与 CEA 术后的脑卒中发生率并无显著性差异，CAS 是否可以作为除 CEA 之外的另一种治疗颈动脉狭窄的理想选择，需要进行更多的多中心、随机试验来提供更确定性的证据。

4. D 治疗糖尿病（diabetes control）：糖尿病是脑卒中的独立危险因素，强化血糖控制能够减少糖尿病患者大、小血管并发症的发生率，减少与糖尿病相关的各种事件的发生率。采取多种措施控制高血糖、高血压、血脂异常和微量白蛋白尿等强化治疗，能降低心脑血管事件风险。随着血糖逐渐控制达到正常水平，血管事件的发生率也持续下降。目前推荐饮食、运动、口服降糖药和应用胰岛素来控制血糖。

调整饮食（diet adjust）：肥胖是高血压、糖尿病和血脂异常发生及发展中的一个重要危险因素，因为肥胖对高血压和糖尿病的发生及发展起着重要影响。体重指数的增加会增加缺血性脑卒中的发病风险。故需要坚持合理饮食，控制体重。

5. E 健康教育（education）：通过网络、媒体宣传、阅读相关读物等方式，加强大众对脑梗死、冠心病、动脉硬化、高血压预防知识的了解及普及。加强患者教育，积极干预危险因素，让患者能耐心接受长期的防治措施，主动配合药物治疗。

锻炼身体（exercise）：体力活动可以减少脑卒中发病的风险。通过适当的锻炼可增加脂肪消耗、减少体内胆固醇沉积，提高胰岛素敏感性，对预防肥胖、控制体重、增加循环功能、调整血脂和降低血压、减少血栓均有益处,是防治脑卒中的积极措施。对有能力进行体力活动的缺血性脑卒中或 TIA 患者,每天进行至少 30 分钟的中等强度体力活动,可以减少引起脑卒中复发的危险因素;对于遗留残疾的缺血性脑卒中患者,需要在医师指导下进行医疗锻炼。

定期查体(examination):脑血管病、高血压、心脏病、糖尿病患者最好每半年到医院做一次体检,日常注意检测血压和血糖,如发现异常及时就医。

二、脑卒中患者管理流程

脑卒中分为缺血性脑卒中和出血性脑卒中。缺血性脑卒中主要指脑梗死,出血性脑卒中则包括脑出血和蛛网膜下腔出血,其患者管理流程不尽相同。本文主要介绍缺血性脑卒中患者的管理流程。

1. 信息采集

(1)基本信息:包括性别、年龄、种族等。

(2)个人疾病史(包括疾病史及治疗情况):如是否患有高血压、高胆固醇血症、糖尿病、房颤、其他心血管病(冠心病、心力衰竭或有症状周围动脉病),是否患有呼吸睡眠暂停、缺血性眼病史、突发性耳聋、牙龈经常出血、肿痛、牙龈萎缩、牙齿松动或脱落等。

(3)病史中脑卒中情况:确定诊断、诊断时间、辅助检查及结果、药物和 / 或手术治疗情况等。

(4)家族病史:父亲、母亲、兄弟姐妹是否患有脑卒中。

(5)现有症状及体征:如是否有头痛、眩晕、失语、说话或理解语言困难、突发的一侧面部或肢体的麻木或无力、突发的视物模糊或失明、复视、饮水呛咳、吞咽困难、步态不稳或是突然跌倒等。体征包括肢体瘫痪情况、Rankin 评分、ADL 评分、心理评分等。

（6）检查项目

1）一般检查：身高、体重、腰围、未治疗时及治疗后的血压情况。

2）化验室检查：血糖、血脂、同型半胱氨酸、纤维蛋白原、服用华法林抗凝治疗者（INR）等。

3）心电图检查：是否存在左室肥厚。

4）影像学检查：颈动脉、椎动脉及锁骨下动脉彩色多普勒超声检查，经颅多普勒超声常规筛查，其他筛查如 CT、MRI、DSA 等影像检查。

（7）生活方式调查

1）吸烟：需记录每日吸烟支数、吸烟时间，是否戒烟以及戒烟时间等。

2）被动吸烟：被动吸烟每天超过 15 分钟。

3）饮酒：如饮酒需记录饮酒量及时间等。

4）心理测评：情绪、压力量表、焦虑、抑郁量表等。

5）膳食调查：食物频率表法调查患者日常饮食习惯。

6）运动调查：调查患者平时运动形式及时间等。

7）睡眠、生活习惯、环境调查：调查睡眠时间、睡眠质量、生活规律、工作及生活环境等。

2. 系统评估

（1）根据干预的可能性和证据的强度，对首次脑卒中的危险因素进行分类。

1）不可干预的危险因素有：年龄、性别、出生体重低、人种/种族和遗传因素。

2）证据充分的可干预危险因素有：高血压、主动或被动吸烟、糖尿病、房颤和某些其他心脏病、血脂异常、高同型半胱氨酸血症、颈动脉狭窄、镰状细胞病、绝经后激素治疗、不良饮食习惯、缺乏体力活动、肥胖等。

3）证据不太充分或潜在的可干预危险因素有：代谢综合征、酗酒、药物滥用、口服避孕药、睡眠呼吸障碍、偏头痛、脂蛋白（a）升高、脂蛋白相关的磷脂酶升高、高凝状态、炎症和感染。

（2）脑卒中风险评估

1）Framingham 脑卒中风险预测量表。

2）非瓣膜性房颤脑卒中风险评分表：CHA2DS2-VASc 评分。

（3）脑卒中病情评估

1）疾病确定诊断。

2）并发症。

3）合并症。

（4）心理评估

1）情绪、压力量表测评结果。

2）焦虑、抑郁量表测评结果。

（5）膳食、运动评估

1）根据食物频率表法调查结果，比对膳食宝塔，评价患者饮食结构是否合理。

2）根据运动习惯调查,综合患者病情,评价患者运动量及运动形式是否合理。

（6）总体健康状况评估:综合患者病情及心理等各种测评结果,给出患者目前健康状况评价。

3. 制订管理目标　根据当前的健康状况,针对脑卒中患者及高危人群所具有的不同危险因素,分别制订在一定的时间内设定达到的管理目标。

（1）短期管理目标:以 1 个月为标准设定短期目标,如:

1）吸烟:戒烟、避免被动吸烟,强烈鼓励患者及家人戒烟。

2）饮食:平衡膳食。

3）体力活动:每天至少进行 30 分钟中等强度的体力活动。

4）高血压:使血压降至正常水平。

5）糖尿病:严格控制血糖水平,空腹血糖 4.4~6.1mmol/L,非空腹血糖 4.4~8.0mmol/L。

6）高脂血症:根据血脂结果及危险度分层选择降脂目标。

7）房颤:抗凝治疗,预防血栓形成。

8）睡眠呼吸紊乱:成功治疗睡眠呼吸障碍。

（2）长期管理目标:设定半年或 1 年的长期管理目标,如延缓动脉硬化进展、防止颈动脉高度狭窄患者发生再狭窄等。

4. 制订管理方案　据设定的管理目标,给出达到目标的具体方法。

(1)脑卒中危险因素的控制:针对脑卒中及高危人群所具有的主要危险因素(血压、血脂、血糖异常等)分别进行治疗。

(2)脑卒中治疗:参见上文相关临床治疗内容。

(3)生活方式干预:脑卒中急性期过后可根据患者的具体情况逐步开展,具体内容和做法参见第四章。

(4)并发症及合并症的管理

1)房颤:应根据房颤患者绝对危险因素分层、出血风险评估、患者意愿以及当地医院是否可以进行必要的抗凝监测,决定进行何种抗栓治疗。无其他卒中危险因素的房颤患者,年龄小于 60 岁、没有其他心脏病或任何一种血栓栓塞危险因素(低危患者)的房颤患者,推荐采用 75~325mg/d 阿司匹林预防卒中。除禁忌证外,有任何一种中度危险因素的房颤患者,可以选择阿司匹林(75~325mg/d)或华法林治疗(INR 控制在 2.0~3.0)。除禁忌证外,有任何一种高危因素或大于等于 2 种中度危险因素的房颤患者,应选择华法林抗凝治疗(INR 控制在 2.0~3.0)。置换金属瓣膜的房颤患者,选择华法林抗凝(INR 控制在 2.5~3.5)。有口服抗凝剂治疗禁忌证的房颤患者,或就诊医院无条件进行 INR 监测,不应使用华法林抗凝。对中、低危卒中风险的房颤患者,推荐使用抗血小板治疗(阿司匹林 150~325mg/d)。对高危卒中风险的房颤患者,使用阿司匹林(75~100mg/d)联合氯吡格雷(75mg/d)治疗效果优于单用阿司匹林,但可增加出血风险。

2）糖尿病：缺血性卒中或 TIA 后，所有患者均应接受空腹血糖、糖化血红蛋白或口服葡萄糖耐量试验来筛查糖尿病。筛查方法和时机的选择应根据临床判断，应注意疾病急性期对血糖检测可能产生的影响。在临床事件刚刚发生后，糖化血红蛋白（HbA1c）与其他筛查方法相比可能更准确。对糖尿病或糖尿病前期患者进行生活方式和 / 或药物干预能减少包括缺血性卒中 /TIA 在内的大血管事件。一般情况下，建议 HbA1c 治疗目标 <6.5%。对于缺血性卒中 /TIA 患者，在降糖治疗的同时，应充分考虑患者自身的情况和药物安全性，制订个体化的血糖控制目标，要警惕低血糖事件带来的危害，避免低血糖的发生。在控制血糖的同时，还应对缺血性卒中 /TIA 患者的其他危险因素进行综合管理。糖尿病合并高血压时，降血压药物以血管紧张素转换酶抑制剂、血管紧张素 II 受体拮抗剂类在降低心脑血管事件方面获益明显。在严格控制血糖、血压的基础上联合他汀类药物可以降低脑卒中的风险。

3）高血压：对于急性卒中伴有血压明显升高但不接受溶栓的患者，在卒中后最初 24 小时内将血压降低大约 15%，或者控制其发病前的水平是合理的。血压高至何种程度应当使用降压药物尚未可知，但通常只有当收缩压 >220mmHg 或舒张压 >120mmHg 才使用降压药。缺血性脑卒中和 TIA 合并高血压者，应进行抗高血压治疗，以降低脑卒中和其他血管事件复发的风险。在参考发病年龄、基础血压、平时用药、可耐受性的情况下，降压目标

一般应该为 ≤ 140/90mmHg,理想应 ≤ 130/80mmHg,存在明显血管狭窄的患者血压目标值尚不确定,具体药物的选择和联合方案应个体化。老年高龄患者存在直立性低血压风险的,应进行血压体位试验。避免使用中枢和周围性交感神经拮抗性降压药物,以防治直立性低血压的发生。

4)下肢深静脉血栓(DVT)及肺栓塞(PE):深静脉血栓形成(deep venous thrombosis,DVT)的危险因素包括静脉血流淤滞、静脉系统内皮损伤、血液高凝状态。下肢偏瘫严重、高龄及房颤者发生比例更高。DVT 最重要的并发症为肺栓塞。

应鼓励患者在病情允许的情况下尽早活动、抬高下肢。应尽量避免下肢(尤其是瘫痪侧)静脉输液。对于发生 DVT 及肺栓塞风险高且无禁忌证的患者,可给予低分子量肝素或普通肝素治疗,有抗凝禁忌证的患者给予阿司匹林治疗。可联合加压治疗(弹力袜或交替式压迫装置)和药物预防 DVT,不宜常规单独使用加压治疗;但对有抗栓禁忌证的缺血性脑卒中患者,可单独应用加压治疗预防 DVT 和肺栓塞。对于无抗凝和溶栓禁忌证的 DVT 或肺栓塞患者,首先可行肝素抗凝治疗,症状无缓解的近端 DVT 或肺栓塞患者可给予溶栓治疗。

5)脑水肿及颅内压升高:严重脑水肿和颅内压增高是急性重症脑梗死的常见并发症,是死亡的主要原因之一。提示存在颅内压增高的临床征象包括:意识障碍加重、瞳孔不等大或呼吸节律异常;影像学上可以有血管主干闭塞造成的大面积梗死、中线移位、脑沟饱满、脑室受压变形和小脑梗死继发脑干和第四脑室受压等。应根据病情进行脑水肿及颅内压增高的急性期处理，必要时可联合使用内科与外科措施。

6）吞咽困难：入院时约 50% 的脑卒中患者存在吞咽困难，3 个月时降为 15% 左右。为防治脑卒中相关性肺炎与营养不良，应重视吞咽困难的评估与处理。建议患者进食前采用饮水试验进行吞咽功能评估。吞咽困难短期内不能恢复者早期可插鼻胃管进食，吞咽困难长期不能恢复者可行经皮内镜下胃造瘘术进食。

7）营养评估：卒中患者因意识障碍、吞咽困难且分解代谢增强，发生营养不良的概率很高。卒中患者常常同时伴有应激性胃肠道黏膜屏障受损导致胃肠道消化吸收功能障碍，推荐"序贯营养支持"的方法，即：首先提供短肽型肠内营养制剂（当肠内营养耐受困难时，可加上部分胃肠外营养剂），然后逐步过渡到胃肠道功能完整后提供含多种膳食纤维的整蛋白型肠内营养。

8）预防感染：对于体温 >38℃ 的患者应给予包括物理和 / 或药物的退热措施，并进一步明确发热原因。如果存在感染情况（比如呼吸系统、泌尿系统）应给予抗感染治疗。卒中后患者会因意识障碍、吞咽困难、呕吐、卧床等因素导致误吸，引起肺炎，影响患者预后。应早期评估和处理吞咽困难和误吸问题，对意识障碍患者应注意预防肺炎。疑有肺炎的发热患者宜给予抗感染治疗,不宜预防性使用抗感染治疗。卒中后排尿障碍主要包括尿失禁与尿潴留,可继发尿路感染。应早期评估和干预排尿障碍,并记录排尿情况。尿失禁者宜尽量避免留置尿管。尿潴留者应测定膀胱残余尿,排尿时可在耻骨上施压协助排尿。必要时可间歇性导尿或留置导尿。有尿路感染者应给予抗感染治疗。

9)卒中后早期癫痫:缺血性卒中后可出现症状性癫痫,早期发生率为2%~33%,晚期发生率为3%~67%。不推荐预防性应用抗癫痫药物。孤立发作1次或缺血性卒中急性期痫性发作控制后,不宜长期使用抗癫痫药物。脑卒中后2~3个月再发的癫痫,应按癫痫常规治疗,即进行长期药物治疗。卒中后癫痫持续状态,应按癫痫持续状态治疗原则处理。

5. 监督实施

(1)监督执行:是指根据评估结果,制订管理目标及方案后,应用电话、网络等方式随访患者在实际执行情况及执行过程中出现的问题。

1)服药情况:是否按时服药。

2)症状管理:在随访期间评估症状的变化给予及时处理。

3)膳食管理:记录膳食日记。

4)运动管理:记录运动日记。

5)自我管理监测:如自测血压、体重、血糖监测等。

(2)随访实施:通过门诊见面访谈,完成各项临床检查,根据监督执行情况,在需要时调整原有管理方案。

1）随访提醒：电话或短信等方式提醒患者就诊。

2）定期完成各项临床检查：如无高血压病史的中年人和小于 35 岁但有高血压家族史者，也应该半年至 1 年测量血压 1 次。血脂正常者可以每半年复查 1 次，血脂异常者每 3 个月复查 1 次。糖尿病患者随时监测血糖。每年复查 1 次颈动脉多普勒超声等，TCD 根据病情需要酌情安排。

3）修正短期管理目标：根据随访情况做修正。

4）调整管理方案：遵循 ABCDE 原则，根据存在的具体情况调整，如药物剂量、运动量等。

以上流程完成后再重新开始收集信息、评估、管理目标、管理方案，如此循环往复。脑防委的要求 3 个月和 12 个月完成随访。

三、脑心健康管理师在脑卒中患者管理中的职责

1. 患者住院期间指导，包括协助患者、家属深入理解和参与诊疗，配合开展检查、治疗工作。

2. 对患者、家属进行卒中防治知识的教育，提高患者对脑卒中防治的认识和重视，提高患者和家属的健康素养。

3. 对患者进行综合评估，根据评估结果给予患者个体化的用药、饮食、营养、心理、康复、护理等方面的指导。

4. 承担病区内脑卒中相关科研助理 / 护士的工作，协助科室参加脑防委组织的相关科研工作。

5. 患者出院后对其进行预防保健、用药咨询、康复指导等综合服务,跟踪进行随访干预工作;为出院患者回医院进行复诊提供全流程的咨询。

6. 协助医院及区域脑心健康管理的工作。

参考文献

［1］ World Health Organization. World Health Statistics 2018 [R]. Geneva: WHO, 2018.

［2］ World Health Organization. Noncommunicable diseases country profiles 2018 [R]. Geneva: WHO, 2018.

［3］ World Health Organization. Global status report on noncommunicable diseases 2014 [R]. Geneva: WHO, 2014.

［4］ World Health Organization. Global action plan for the prevention and control of NCDs 2013-2020 [R]. Geneva: WHO, 2013.

［5］ 健康中国行动推进委员会. 健康中国行动 (2019—2030 年)[EB/OL]. (2019-07-15)[2020-12-19]. http://www. gov. cn/xinwen/2019-07/15/content_5409694. htm.

［6］ 国务院办公厅. 中国防治慢性病中长期规划 (2017—2025 年)[EB/OL].(2017-02-14)[2020-12-19]. http://www. gov. cn/zhengce/content/2017-02/14/content_5167886. htm.

［7］ O'DONNELL M J, CHIN S L, RANGARAJAN S, et al. Global and regional effects of potentially modifiable risk factors associated with acute stroke in 32 countries (INTERSTROKE): a case-control study [J]. Lancet, 2016, 388 (10046): 761-775.

［8］ 贾建平, 陈生弟. 神经病学 [M]. 8 版. 北京 : 人民卫生出版社 , 2018.

［9］ 王陇德. 中国脑卒中防治报告 (2017)[M]. 北京 : 人民卫生出版社 , 2018.

［10］ 中华医学会神经病学分会. 中国急性缺血性脑卒中诊治指南 2018 [J]. 中华神经科杂志 , 2018, 51 (9): 666-682.

［11］ 中华医学会神经病学分会. 中国脑出血诊治指南 (2019)[J]. 中华神经科杂志 , 2019, 52 (12): 994-1005.

［12］ 中华医学会神经病学分会. 中国脑血管病一级预防指南 2019 [J]. 中华神经科杂志 , 2019, 52 (9): 684-709.

［13］ 杨月欣 , 王光亚 , 潘兴昌 . 中国食物成分表 [M]. 2 版 . 北京 : 北京大学医学出版社 , 2009.

［14］ 王陇德 . 掌握健康钥匙 [M]. 北京 : 人民卫生出版社 , 2006.

［15］ 中国营养学会 . 中国居民膳食指南 (2016)[M]. 北京 : 人民卫生出版社 , 2016.

［16］ 王拥军 . 神经内科常见病临床思路精解 [M]. 北京 : 科学技术文献出版社 , 2016: 21-22.

［17］ MILLWOOD I Y, WALTERS R G, MEI X W, et al. China Kadoorie Biobank Collaborative Group. Conventional and genetic evidence on alcohol and vascular disease aetiology: a prospective study of 500 000 men and women in China [J]. Lancet, 2019, 393 (10183): 1831-1842.

［18］ MCDERMOTT M, BROWN D L, CHERVIN R D. Sleep disorders and the risk of stroke [J]. Expert Rev Neurother, 2018, 18 (7): 523-531.

［19］ LEE K K, MILLER M R, SHAH A S V. Air Pollution and Stroke [J]. J Stroke, 2018, 20 (1): 2-11.

［20］ WANG X, CAO Y, HONG D, et al. Ambient Temperature and Stroke Occurrence: A Systematic Review and Meta-Analysis [J]. Int J Environ Res Public Health, 2016, 13 (7): 698.

［21］ VODONOS A, NOVACK V, HOREV A, et al. Do Gender and Season Modify the Triggering Effect of Ambient Temperature on Ischemic Stroke？[J]. Womens Health Issues, 2017, 27 (2): 245-251.

［22］ 王陇德 . 脑卒中健康管理 [M]. 北京 : 人民卫生出版社 , 2016.